神奇視力回復迷宮

1日1次

讓孩子視力越來越好

若櫻木虔 著

賴惠鈴 譯

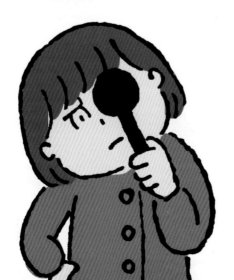

只要玩遊戲就能提升視力的「迷宮」

小朋友的視力顯著衰退，如今已成為社會問題。

其中一個很大的原因，可能是隨著新冠肺炎疫情蔓延，孩子們待在家裡的時間愈來愈長，盯著手機、電腦、遊戲機的時間也愈來愈久。

「看不清楚」的話，不僅會增加跌倒的危險，從眼睛得到的資訊量也會減少。

當孩子還處於成長期，如果從眼睛得到的資訊無法徹底地傳達到大腦，可能還會對將來造成很大的影響。

倘若孩子視力衰退，一定要盡可能提早採取因應的對策。

「説是這麼説，但是該怎麼做才好⋯⋯」我想推薦由本書的「迷宮」構成的「眼部肌肉伸展操」給有這種困擾的人。

所謂的眼部肌肉是指長在眼球四周的肌肉。

細節本書會再詳述，但其實大部分視力衰退的問題，都是因為眼部肌肉衰退。

近距離、目不轉睛地盯著手機螢幕時，眼球幾乎都沒有在動吧。

如果這種狀態一直持續下去，不動的眼部肌肉就會衰退。

為了擺脫這種衰退狀態，必須透過「眼部肌肉伸展操」來運動眼部肌肉、加以鍛鍊。

本書將「眼部肌肉伸展操」的原理，應用在小朋友最喜歡的「迷宮」裡。**只要開開心心地玩迷宮，就能自然而然地鍛鍊眼部肌肉。**即使是只有三分鐘熱度的小孩、不喜歡做「眼球操」的小孩，應該也會自動自發地樂在其中。

小朋友不太容易靠自己發現「看不清楚」的問題。因此視力很容易不知不覺變差。就算本人沒說過「看不清楚」，視力可能也已經衰退了。

由此可見，愈早開始進行眼部肌肉伸展操，愈容易看到效果。如果是小孩子經常發生的「假性近視」，透過眼部肌肉伸展操，或許還能戲劇化地恢復視力。

請務必以輕鬆的心情與孩子一起玩本書的迷宮。不只小朋友，我想就連一起挑戰的家長，肯定也能充分地感受到效果。

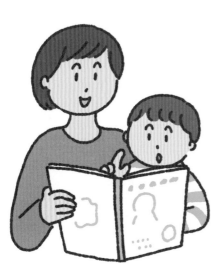

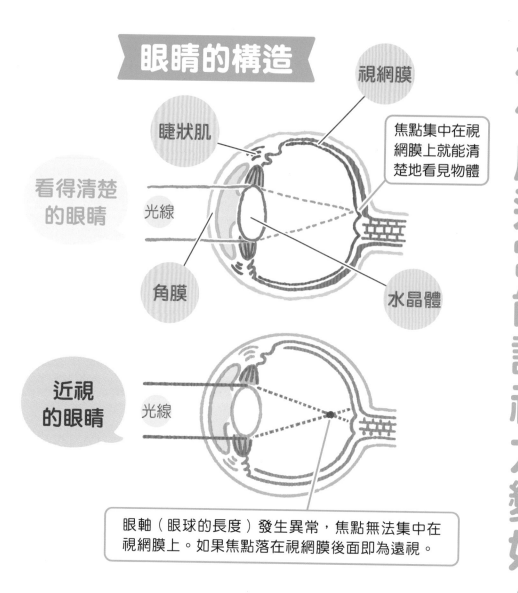

眼睛的構造

視網膜

睫狀肌

看得清楚
的眼睛

光線

焦點集中在視
網膜上就能清
楚地看見物體

角膜

水晶體

近視
的眼睛

光線

眼軸（眼球的長度）發生異常，焦點無法集中在
視網膜上。如果焦點落在視網膜後面即為遠視。

為什麼迷宮能讓視力變好？

為什麼只要玩迷宮就能讓視力變好呢？我先從眼睛視物的原理說明其原因。

我們經常用照相機來比喻眼睛的構造。「水晶體」相當於鏡頭。而「睫狀肌」則是讓水晶體變厚或變薄的肌肉。

當視線從近處移動到遠處的時候，我們會無意識地活動睫狀肌，改變水晶體的厚度，調節焦距。

這時，影像就會落在相當於底片的視網膜上，轉換成神經訊號，傳送到大腦，將原本以光線進入的情報變成具體可辨的「形狀」。

然而，倘若因為某些原因，導致焦點無法集中在視網膜上，就會看不清楚。亦即所謂近視、遠視、亂視的狀

活動眼球的六條肌肉

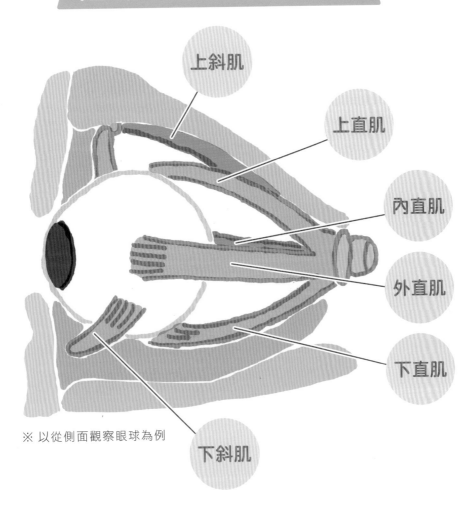

上斜肌

上直肌

內直肌

外直肌

下直肌

下斜肌

※ 以從側面觀察眼球為例

態。

焦點無法集中在視網膜上有一個很主要的原因，那就是活動眼球的六條肌肉（眼部肌肉）衰退。眼球周圍有如上圖所示的六條眼部肌肉，各自配合需要活動，就能讓眼球往上下左右移動。

這些眼部肌肉也是肌肉的一種，所以不用當然會衰退。不僅如此，眼部肌肉衰退還會導致眼球產生歪斜，造成焦點無法集中在視網膜上，也就是視力變差。

以相同的距離長時間盯著手機或電腦的話，眼部肌肉很容易荒廢。眼部肌肉只要不使用，就會一直衰退。這點對成長期的孩子也是相同的道理。

現代兒童有太多看手機、電腦的機會，因此視力愈來愈差或許可以說是理所當然的結果。

小朋友視力衰退的問題中，稱為假性近視的問題是最常出現的暫時性問題。這是因為長時間近距離看東西，導致睫狀肌過於緊張，一時看不清遠處的狀態。這時眼部肌肉只是運動不足，還沒有完全衰退。

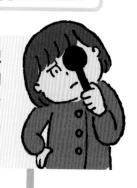

放著不管的話

眼部肌肉繼續衰退，通常就會直接演變成近視。

只要鍛鍊眼部肌肉

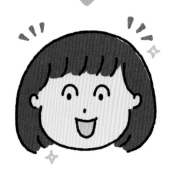

視力恢復了，或許可以不用戴眼鏡！

一旦發現小孩的視力衰退，請盡快進行「眼部肌肉伸展操」。愈早鍛鍊眼部肌肉，有效挽救視力的機會愈大。

事實上，小朋友的近視多半是「假性近視」。所謂假性近視，指的是睫狀肌等眼部肌肉過於緊張、動作不靈活，暫時看不清遠方的狀態。

因為是「假性」近視，眼部肌肉還沒有過度衰退，只要盡早採取對策，就有很大的機會可以讓視力恢復。

只不過，如果放著假性近視不管，一旦惡化成稱之為「真性近視」的狀態，就得花好幾倍的時間及心力才能恢復視力。遺憾的是，一旦惡化成「真性近視」的狀態，就很難再期待

防止視野狹窄

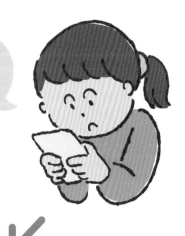

長時間盯著手機等狹小的部分不放……

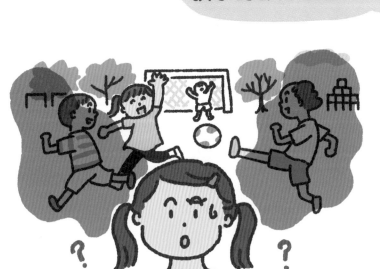

視野變得狹窄，即使看到的範圍不只這樣，也只能看到狹窄範圍內的影像。

視力能有大幅度的改善了。

另外，從「擴大視野」的角度來看，也希望大家能盡快展開「眼部肌肉伸展操」的訓練。

長時間過著緊盯手機或平板電腦等眼前狹窄範圍的生活，能看到的範圍就會變得愈來愈小。

這種狀態並不是看不見，而是大腦無法接收反應在視網膜上的訊息。當視野變得狹窄，可能就會注意不到突然從旁邊衝出來的車子，從事體育競技也無法留下優異的表現，對小孩絕不是一件好事。

不同於遠近的視力，視野狹窄無法藉由眼鏡矯正，只能靠自己有意識地進行擴大視野的訓練。本書介紹的迷宮可以自然而然地進行擴大視野的訓練。正因為現在的兒童有太多會讓視野變窄的誘惑，所以更要盡可能早點透過迷宮進行擴大視野的訓練。

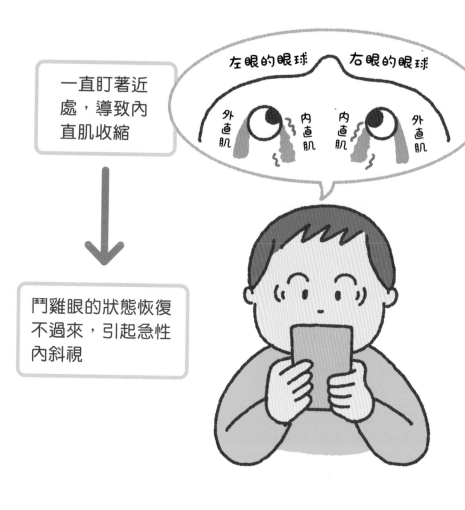

防止小孩急性內斜視（鬥雞眼）

何謂急性內斜視……？

一直盯著近處，導致內直肌收縮

鬥雞眼的狀態恢復不過來，引起急性內斜視

左眼的眼球　右眼的眼球

外直肌　內直肌　內直肌　外直肌

各位知道最近被稱為「急性內斜視」的症狀，有這方面眼睛困擾的小朋友愈來愈多嗎？**急性內斜視是指黑眼珠突然向內側靠攏的狀態**，就是我們常說的「鬥雞眼」。

不只是外表上的問題，若急性內斜視愈來愈嚴重，左右兩隻眼睛的視線就會岔得更開，看東西會有疊影。

為急性內斜視所苦的小朋友顯然比前幾年更多了，造成的理由是長時間使用手機。

長時間盯著手機（近距離），眼睛會一直處於向內側靠攏的狀態。如果這種狀態一直持續下去，活動眼球的眼部肌肉，尤其是內直肌（讓眼睛往內側旋轉的肌肉）會緊張，導致內直

可以在家裡做的視力檢查法

具有急性內斜視的可能性

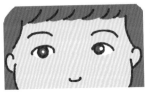

光線的反射如果不是在正中央就有可能是斜視

正常

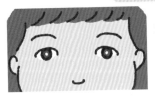

光線反射的白點如果在黑眼珠的正中央就算正常

① 檢查急性內斜視

用手機拍照來檢查

站在距離五十公分到一公尺的地方，開閃光燈，從正面拍下孩子的臉部照片。

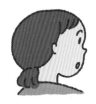

② 檢查眼部肌肉的衰退程度

視線實際往垂直與水平的方向動動看

尋找垂直與水平兩方面皆有一條直線的「目標（例如窗櫺）」，事先決定好次數，讓孩子只用視線描摹那些直線與橫線。如果孩子表示直線或橫線比較不容易描摹，就表示眼部肌肉可能失去平衡了。即使小孩自己不覺得「看不清楚」，視力可能也已經衰退了。

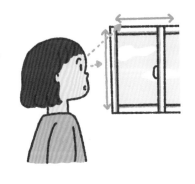

肌收縮，難以動彈。

當症狀持續惡化，只能動手術調整眼部肌肉的長度。因此若能早點發現異常，採取對策，在預防急性內斜視的時候比什麼都來得重要。

本書介紹的迷宮（讓六條眼部肌肉平衡運作的訓練法）也能有效地預防急性內斜視。

請配合每個家庭的狀況，立下規矩，養成活動眼睛的習慣，預防急性內斜視，例如「每看手機三十分鐘，就玩五分鐘本書的迷宮」。

另外，如果是連話都還說不清楚的小小孩，通常也無法好好向父母表達自己看不清楚的狀況。

以上為各位整理了可以在家裡簡單完成的視力檢查法，請務必定期檢查孩子的眼睛狀態。

不妨利用定期檢查與每天鍛鍊眼部肌肉來保護孩子的視力健康。

① 只用視線走向目標

不用手指或鉛筆，只用視線找到最短的路徑，從起點走向終點。眼睛可以往四面八方移動，藉此鍛鍊眼部肌肉。（使用手指輔助會減少眼睛的動作，導致訓練無效，請特別留意。）

② 一面拓展視野，享受走迷宮的樂趣

為了拓展視野，要在位於迷路周圍的「四個插圖」都在視線範圍內的前提下走迷宮。每個迷宮應該要看到的插圖皆標示有 P 的記號。

如果做起來不順利，不妨盯著頁面中央（標示★號的地方），有意識地讓焦點集中在★號的前面。實際的頁面沒有★號，所以請先在這裡抓住大致上的感覺。

③ 努力在限制時間內抵達終點

要在限制時間內抵達每個迷宮的終點。如果無法在限制時間內抵達終點，請改為縮短時間的挑戰，看自己能在多短的時間內抵達終點。

④ 走過的路就不要再走了

為了促進眼部肌肉各式各樣的運動，要規定自己在玩這本書的任何迷宮時，同一條路只能走一遍。

玩遊戲時的注意事項

Q 要戴眼鏡和隱形眼鏡嗎？

可以在戴著眼鏡的情況下轉動眼球，但請摘下隱形眼鏡再做。

Q 什麼時候做特別有效？

頻繁地進行最有效果。像是看電視時的廣告時間、學習的空檔，只要有一點時間就能做。

Q 從哪一頁開始比較好？

依難度分成「簡單、普通、困難」。不一定非得從簡單的迷宮開始。可以讓孩子從自己喜歡的迷宮開始。

Q 每天要做幾次？

一天一次就行了。可以的話請每天不厭其煩地進行。

Q 做的時候要採取什麼姿勢？

做的時候，書若拿得離臉太近，會導致視野狹窄，所以不行。以讓書保持在距離臉三十公分的距離最為理想。

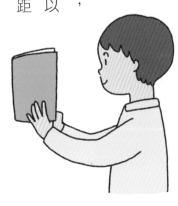

Q 如果能順利地抵達終點？

如果能順利地抵達終點，請讓孩子在腦海中浮現出「正確路線」，可以藉此鍛鍊記憶力。

目錄

迷宮的法則

走迷宮的時候，同一條路只能走一次喔！
請記住這一點。

從這裡開始
走迷宮！

讓視力
愈來愈好的
神奇「迷宮」

螞蟻小弟正在尋找大餐吃！

請只用眼睛走迷宮，走向終點的美食。走的時候要讓圍繞在迷宮四周為螞蟻小弟加油打氣的四隻螞蟻同伴（標示有 P 的記號）也進入視線範圍內。

往終點的美食勇往直前吧！

給家人的提醒 讓視力變好的玩法規則請參照第 10、11 頁。

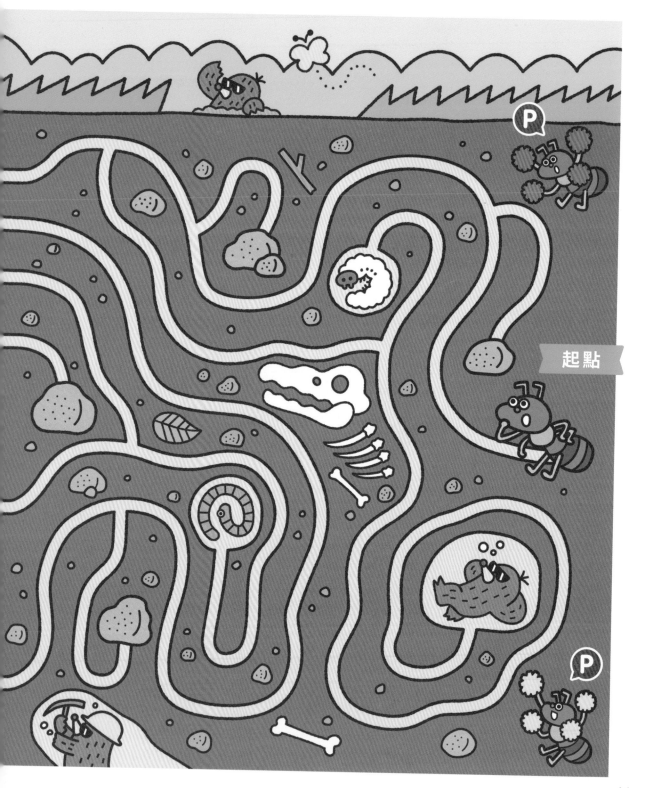

螞蟻小弟的冒險

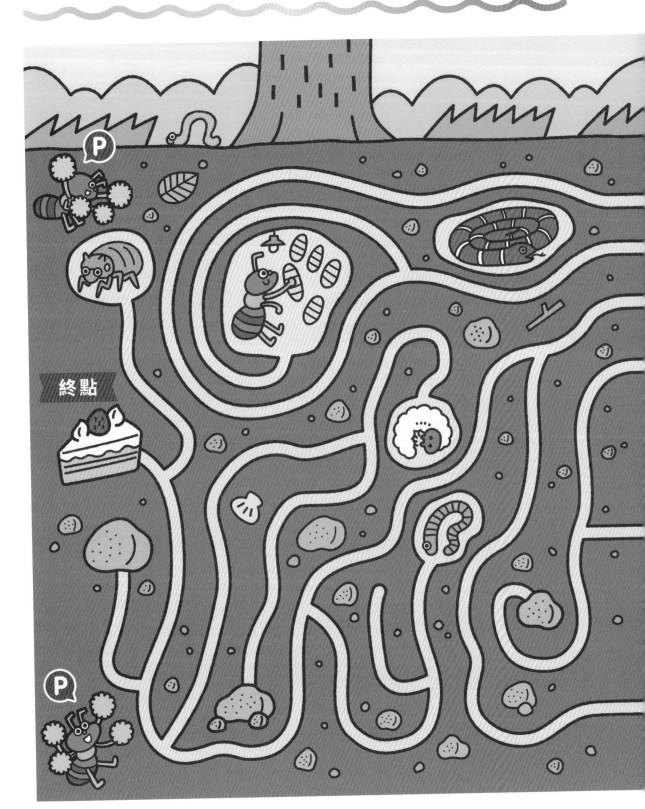

終點

撿到有人遺失的地圖 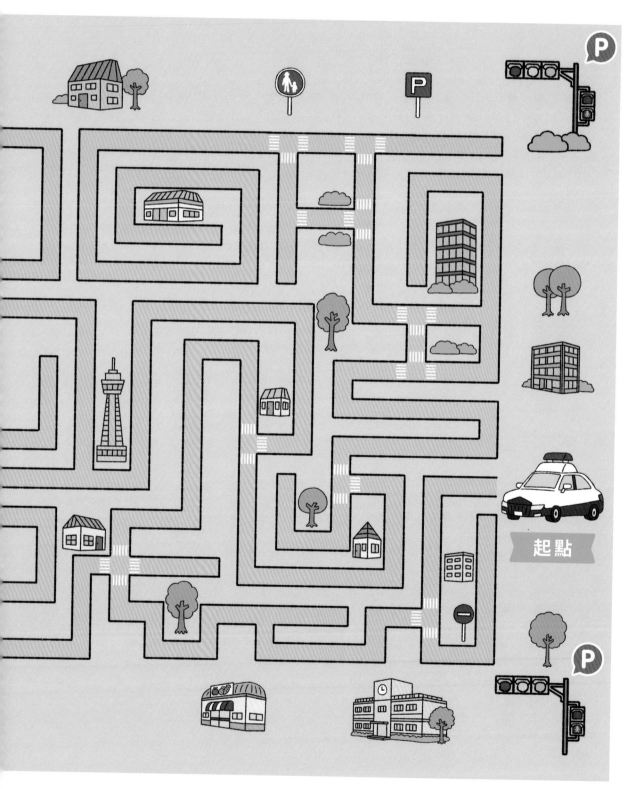，打算送回終點的警察局。

不要使用手指，只用眼睛走迷宮吧。

前進的時候要讓四個標有 P 記號的紅綠燈也進入視線範圍內喔。

給家人的提醒 讓視力變好的玩法規則請參照第 10、11 頁。

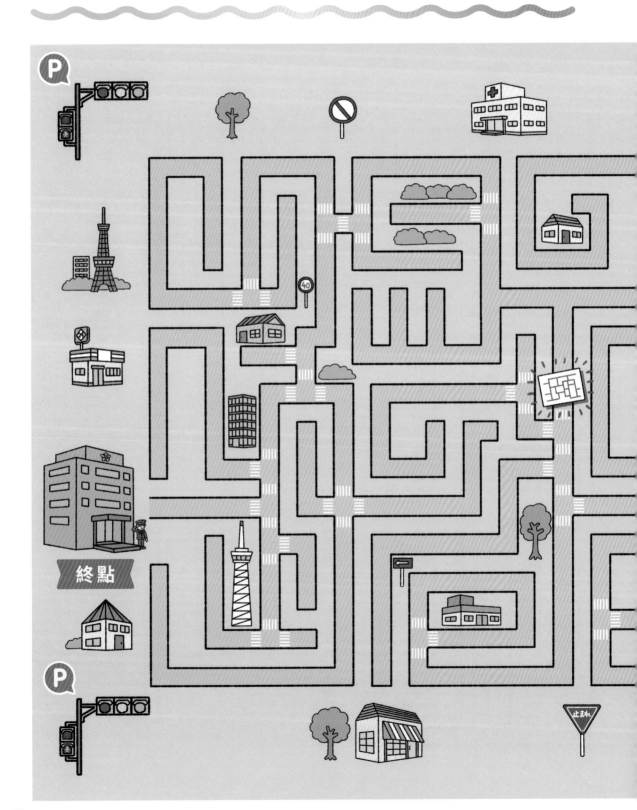

終點

要在滿是妖怪的沼澤裡勇闖終點的小屋！

別忘了要在途中撿起鑰匙 🔑 喔，而且絕對不能經過有殭屍 👻 的地方。請在沼澤周圍的四隻妖怪（標示有 🅿 的記號）也在視線範圍內的前提下衝向小屋！

不要用手指，光靠眼睛走迷宮吧。

給家人的提醒 讓視力變好的玩法規則請參照第 10、11 頁。

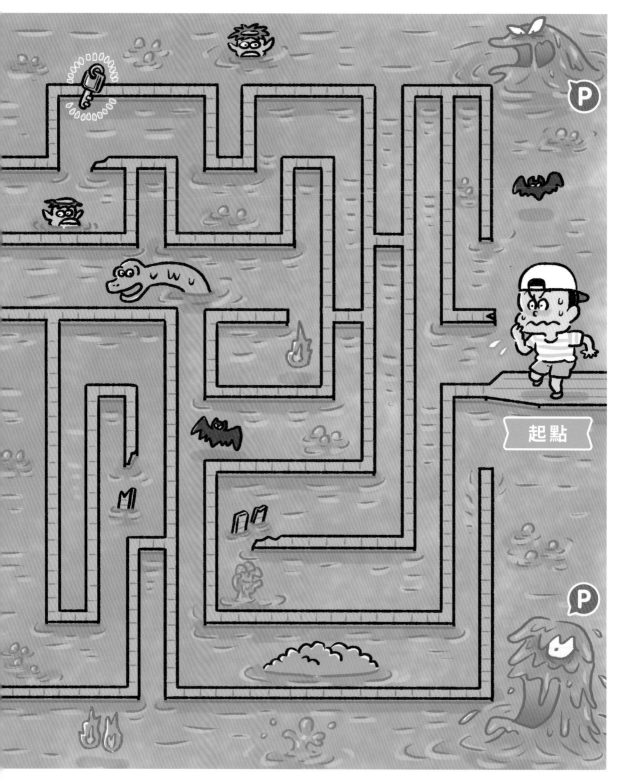

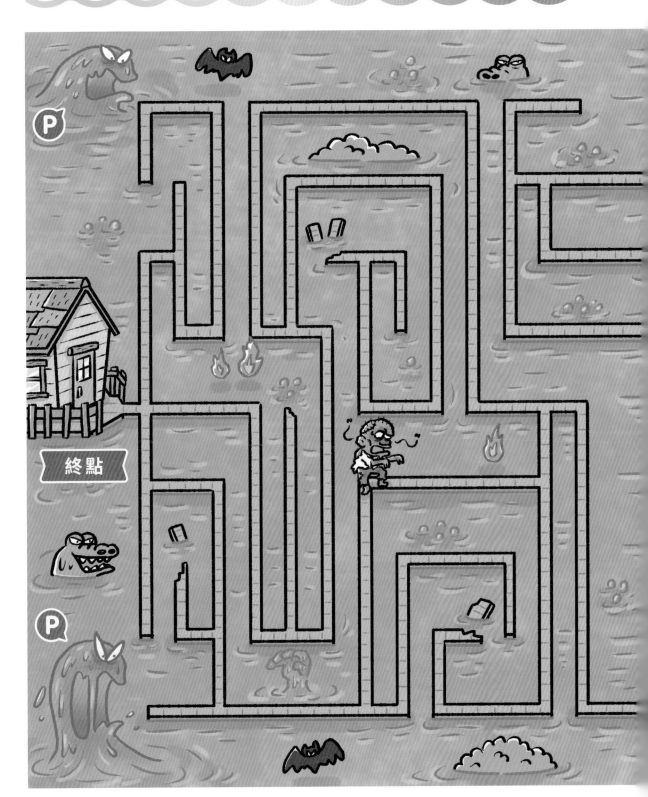

循著光之路，飛向終點的魔法城堡！
在過程中，請依序蒐集 ❶ 鑰匙 🔑 → ❷ 水晶球 🔮 → ❸ 魔杖 🪄 等寶物。
可以在標示著 🅿 的四隻蝙蝠同伴落入視線範圍的前提下抵達城堡嗎？
走的時候別忘了只以視線前進，不要用到手指喔！

給家人的提醒 讓視力變好的玩法規則請參照第 10、11 頁。

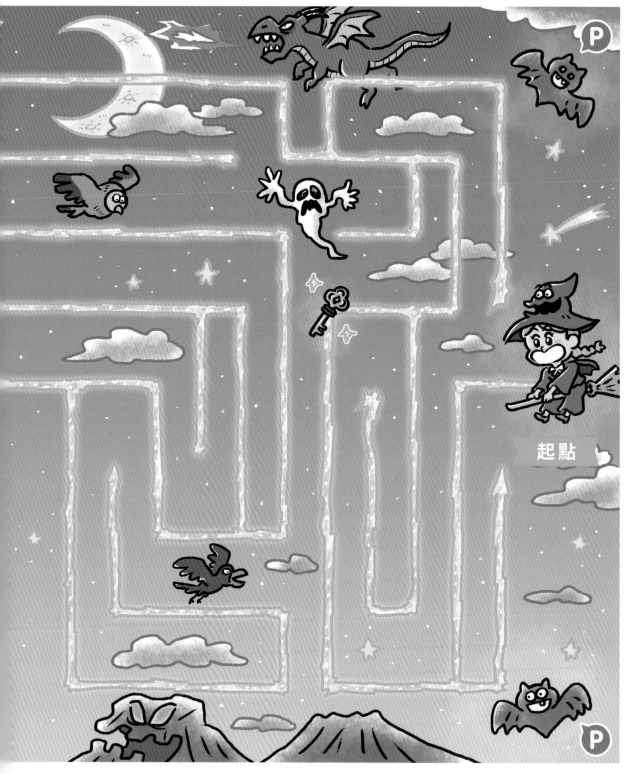

走得到魔法城堡嗎？

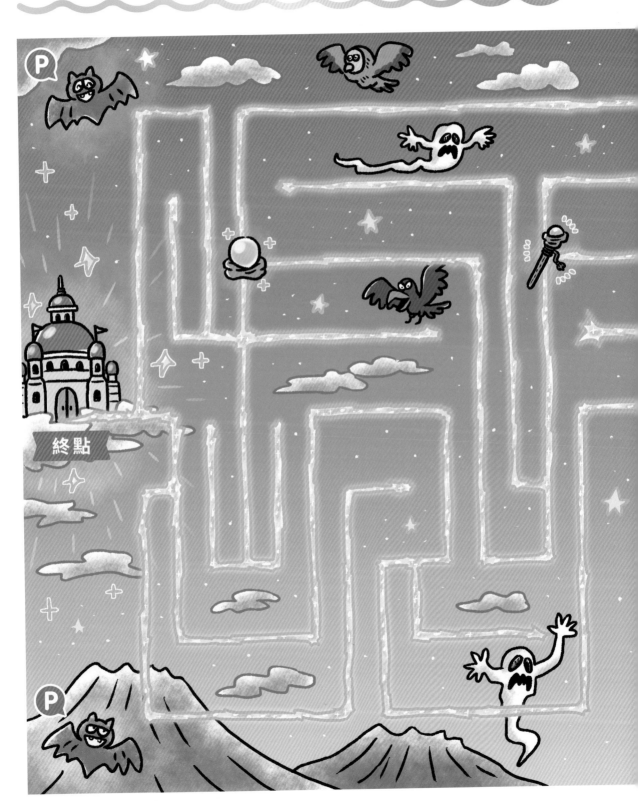

終點

只有一班蒸汽火車能抵達終點！到底是哪一班呢？
請試著不要用手指，只用眼睛找到正確的蒸汽火車吧。
走的時候要讓四位為自己加油打氣的站務人員（標示有 **P** 的記號）
也進入視線範圍內喔！

給家人的提醒 讓視力變好的玩法規則請參照第 10、11 頁。

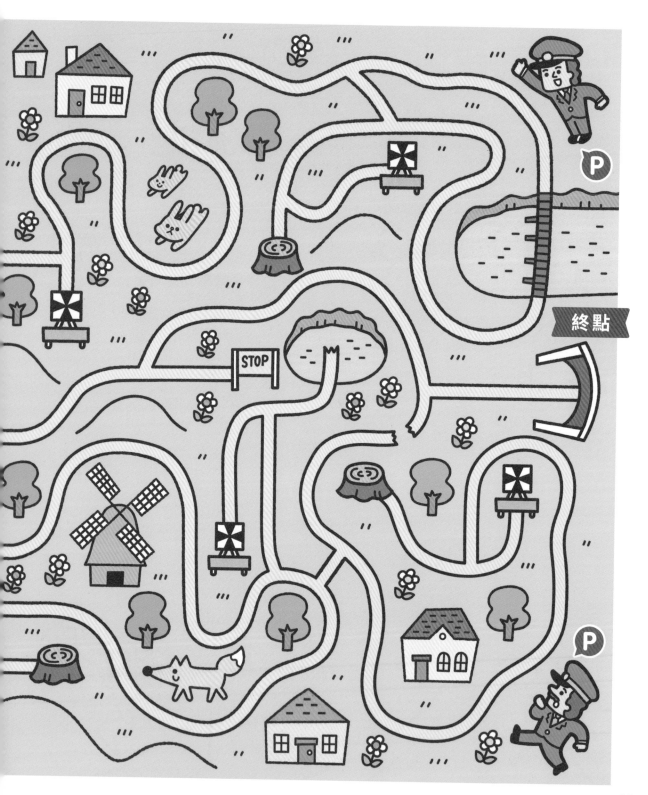

終點

蒸汽火車迷宮

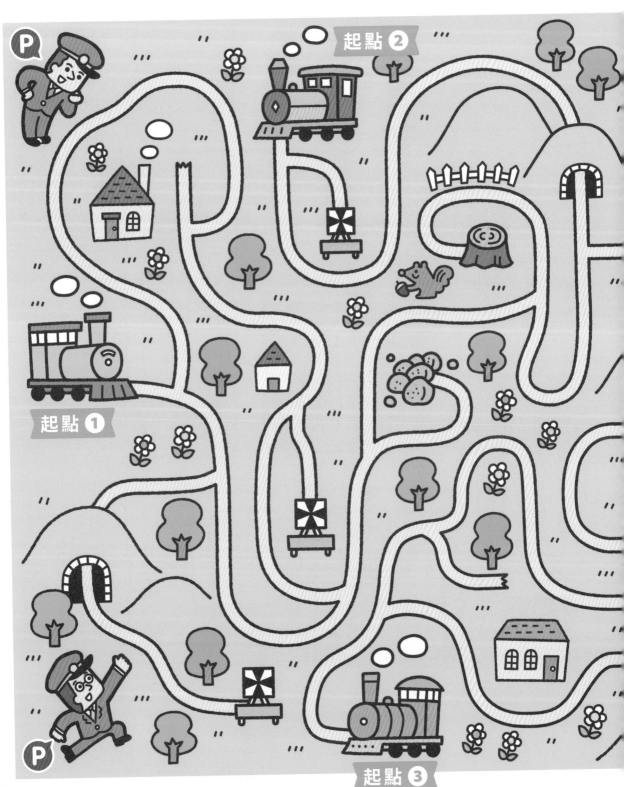

企鵝小弟的午餐時間到了！
走在由冰鋪成的路上時，不要用手指或鉛筆幫忙，往目標的魚前進！
請先從找到目標的魚在哪裡開始。在找到目標的魚以前，也要讓企鵝
同伴們（標示有 Ⓟ 的記號）進入視線範圍內喔！

給家人的提醒 讓視力變好的玩法規則請參照第 10、11 頁。

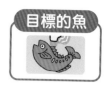

目標的魚

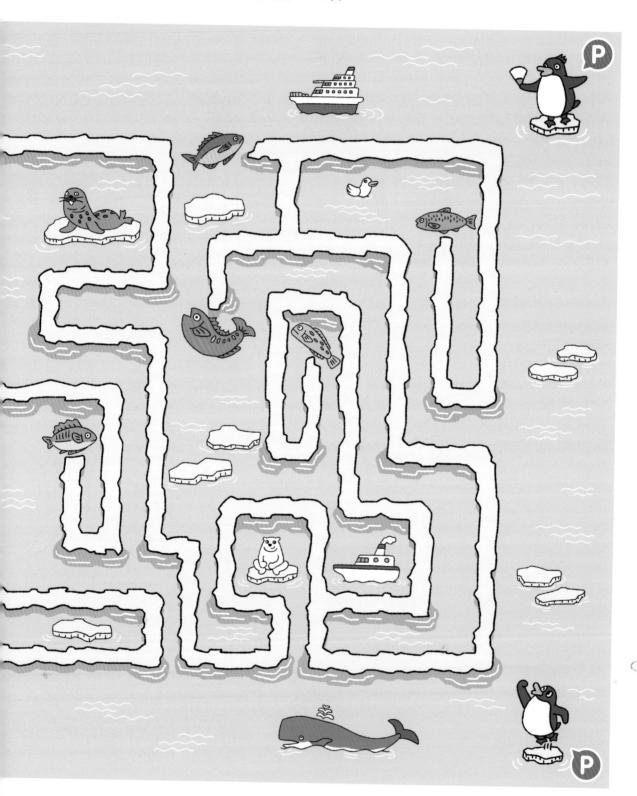

企鵝的午飯

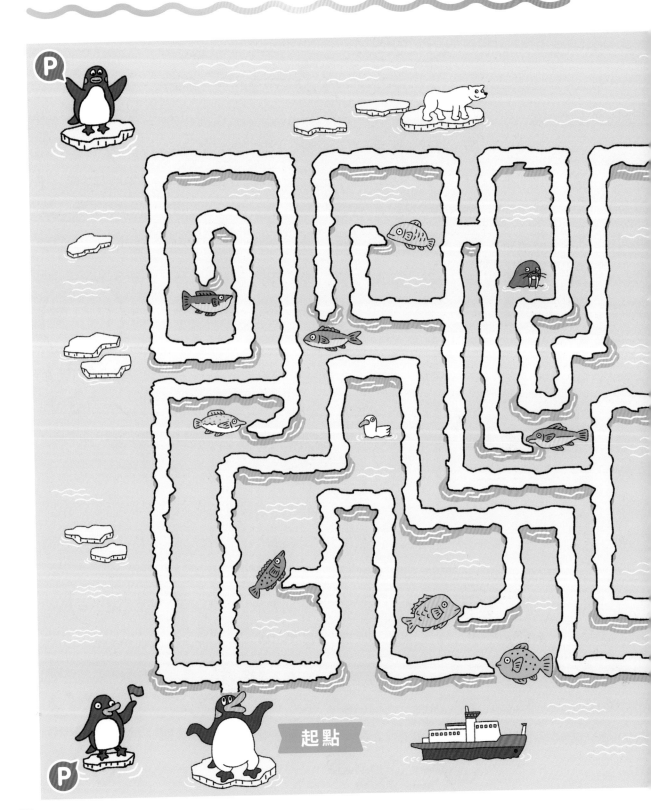

起點

哪條路才能通往終點的彩虹城堡？
一邊讓圍繞著迷宮的四顆星星（標示有 **P** 的記號）進入視線範圍內，
以最快的速度往城堡前進！
不要用到手指，只用視線前進就好。

給家人的提醒 讓視力變好的玩法規則請參照第 10、11 頁。

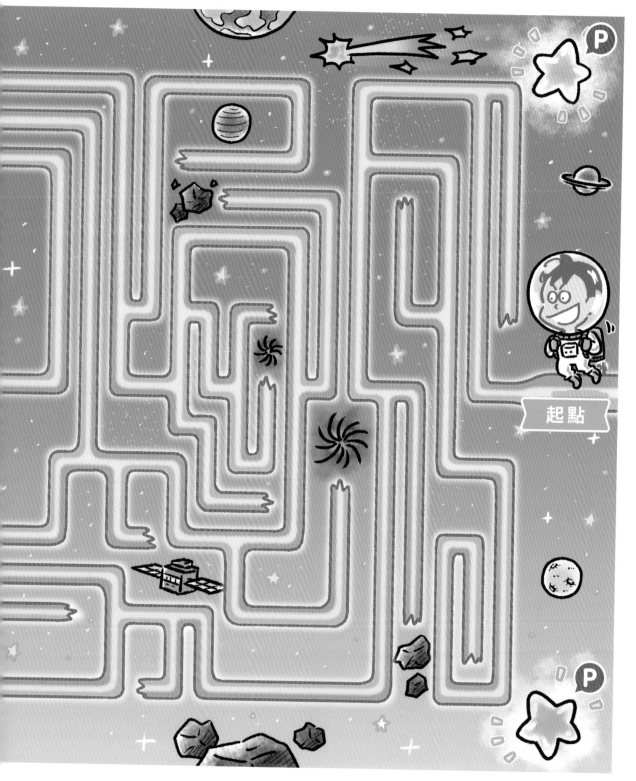

在彩虹上奔跑！

終點

途中要撿起旗幟 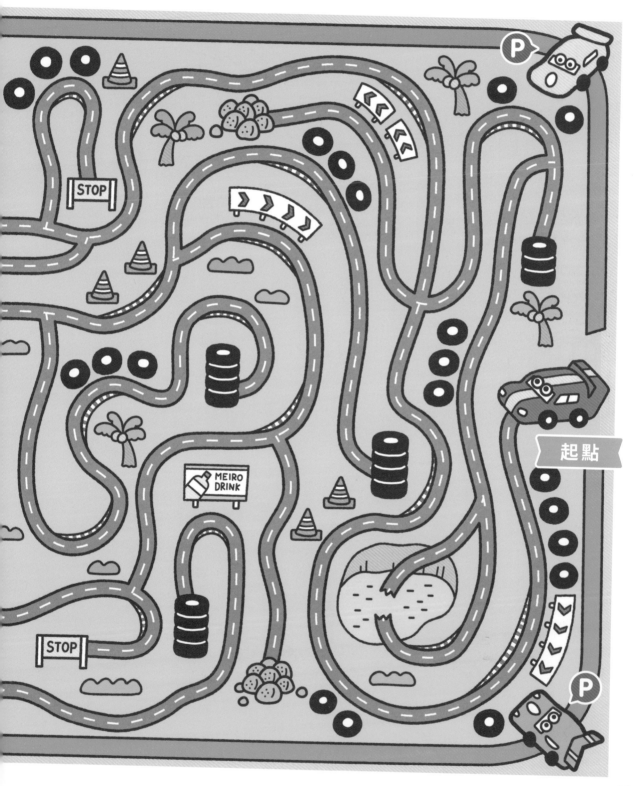，衝向終點！

前進的時候要讓圍繞著賽道四周，為自己加油打氣的車子（標示有 Ⓟ 的記號）

也進入視線範圍內喔！

不要用到手指，只用視線衝向終點！

給家人的提醒　讓視力變好的玩法規則請參照第 10、11 頁。

在賽道上飛馳！

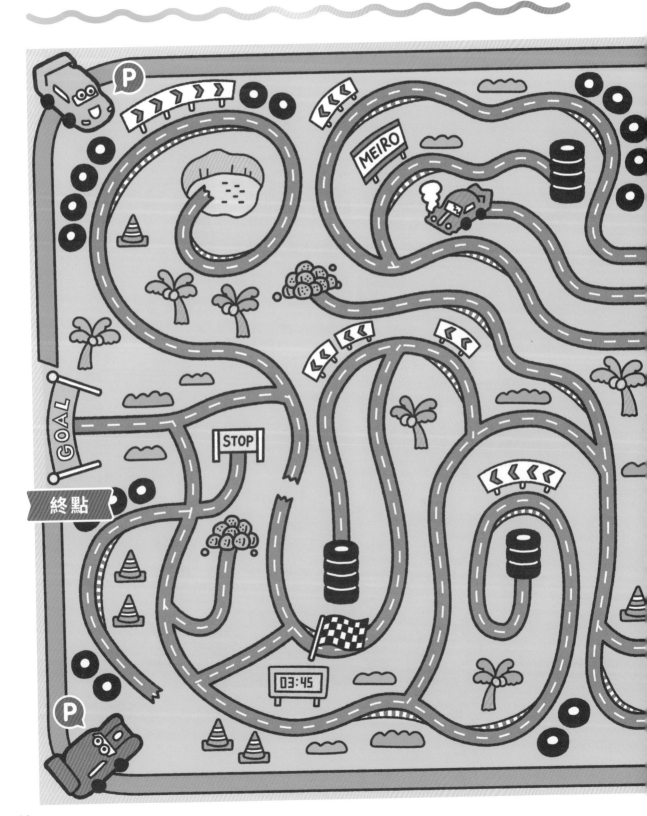

距離豌豆樹上的寶物只差一點點了！

到底哪兩位才是能找到寶物的幸運兒呢？請在圍繞在豌豆樹四周，守護著
自己的小鳥們（標示有 ⓟ 的記號）落入視線範圍內的情況下奔向終點！

走迷宮時不要用到手指，只靠視線前進。

給家人的提醒　讓視力變好的玩法規則請參照第 10、11 頁。

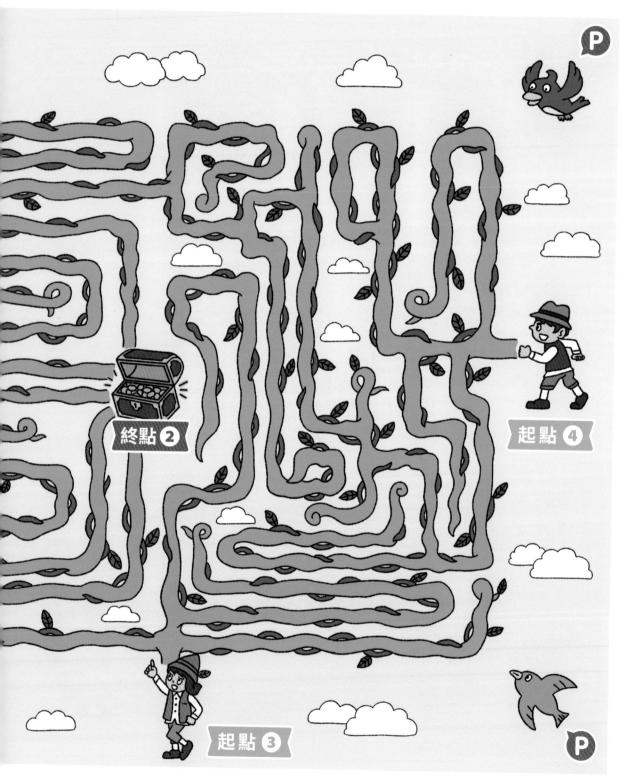

豌豆樹的寶物

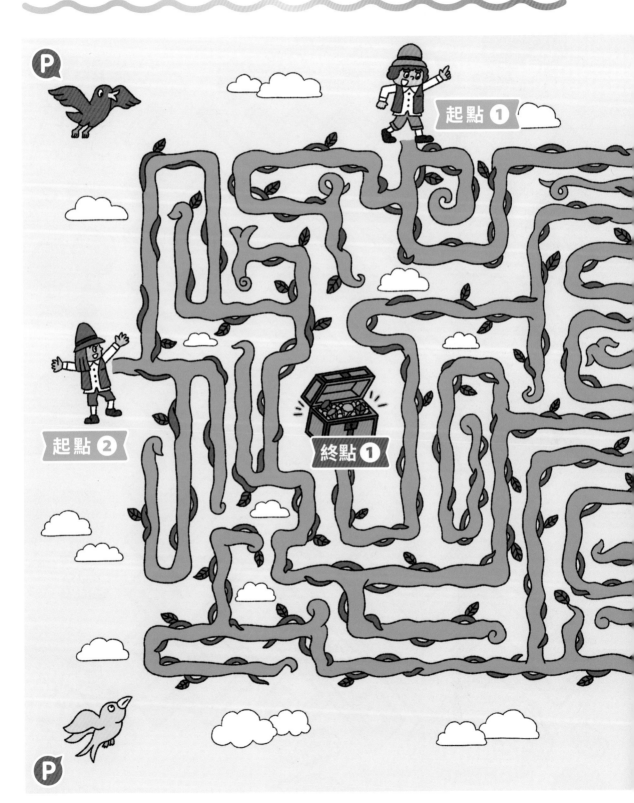

小紅帽要去位於終點的祖母家探病。

前往祖母家以前，請先以 ❶→❷ 的順序經過有 ❶ 花束 和 ❷ 小紅莓 的地方。

前進的時候要讓看著小紅帽的大野狼們（標示有 Ⓟ 的記號）進入視線範圍內。

而且只能以視線前進喔。

給家人的提醒 讓視力變好的玩法規則請參照第 10、11 頁。

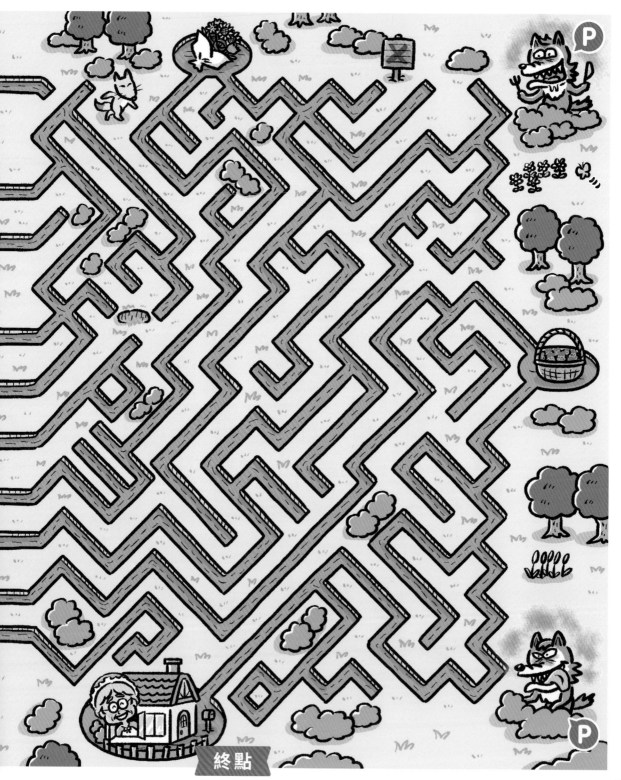

終點

小紅帽去探望祖母

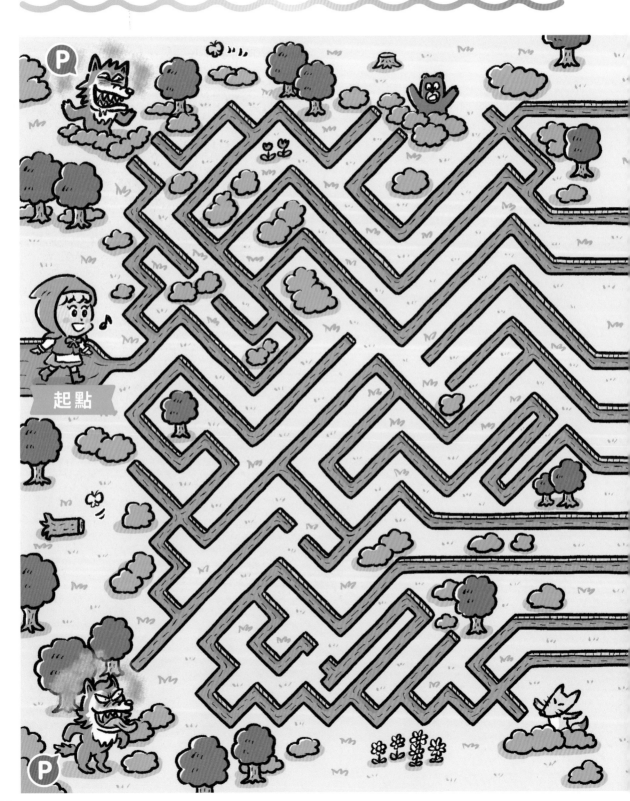

起點

前往冰的世界探險！

請以 ❶ → ❷ 的順序取得 ❶ 用雪的結晶做成的墜子 🏵 和 ❷ 用冰柱做成的鉛筆 ✏️，再前往終點的雪屋。前進的時候要讓標示有 ℗ 記號的「精靈」落在視線範圍內喔。

不要用到手指，只利用視線走到終點吧。

給家人的提醒 讓視力變好的玩法規則請參照第 10、11 頁。

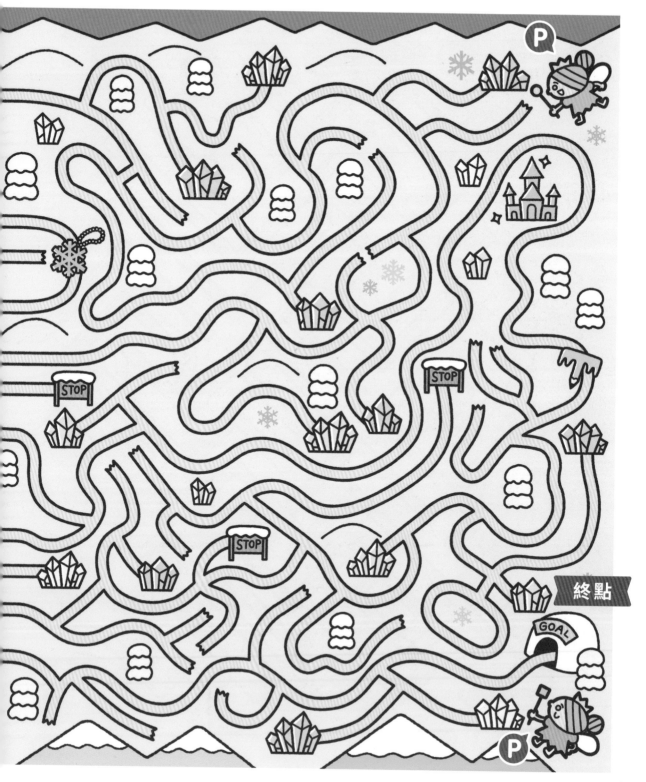

冰的世界

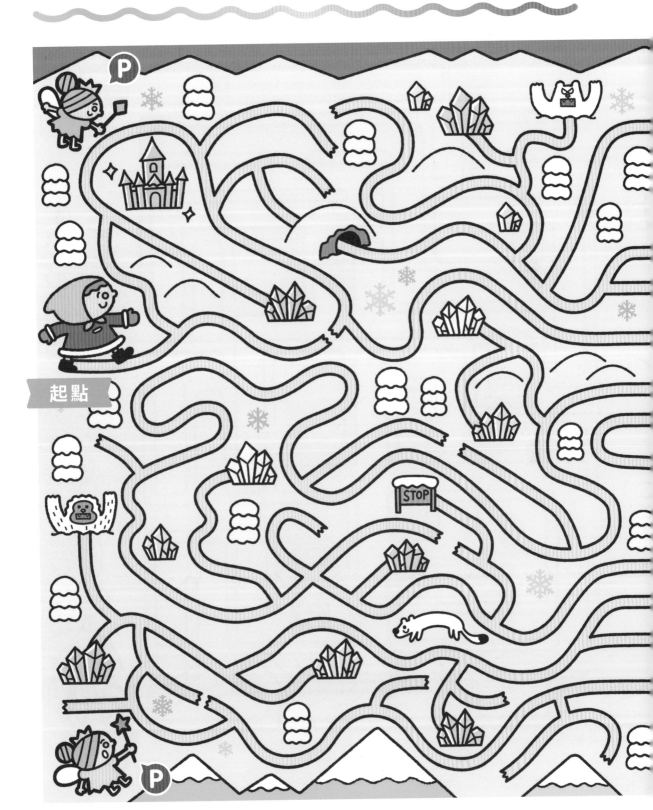

送雨傘去給沒帶傘的爸爸。

趕著去接在終點等待的爸爸同時，也要讓圍繞在路線四周，彷彿正守護

著自己的動物們（標示有 🅿 的記號）落在視線範圍內喔！

不要用手指，光靠視線走到目的地吧。

給家人的提醒 讓視力變好的玩法規則請參照第 10、11 頁。

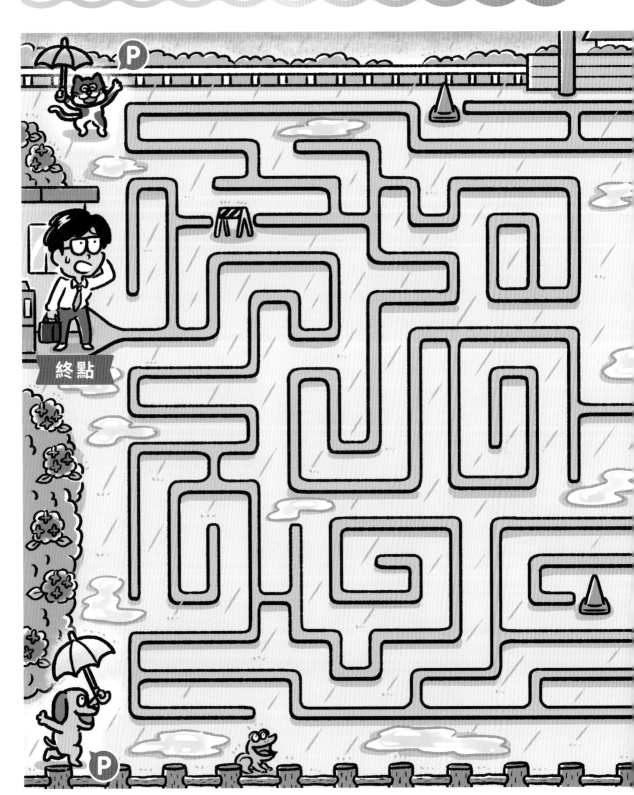

兔寶寶正在尋找紅蘿蔔！
只用視線循著長滿草的路通往終點的紅蘿蔔吧！
前進的時候要讓為自己加油打氣的四隻兔寶寶（標示有 P 的記號）
也進入視線範圍內喔！

給家人的提醒 讓視力變好的玩法規則請參照第 10、11 頁。

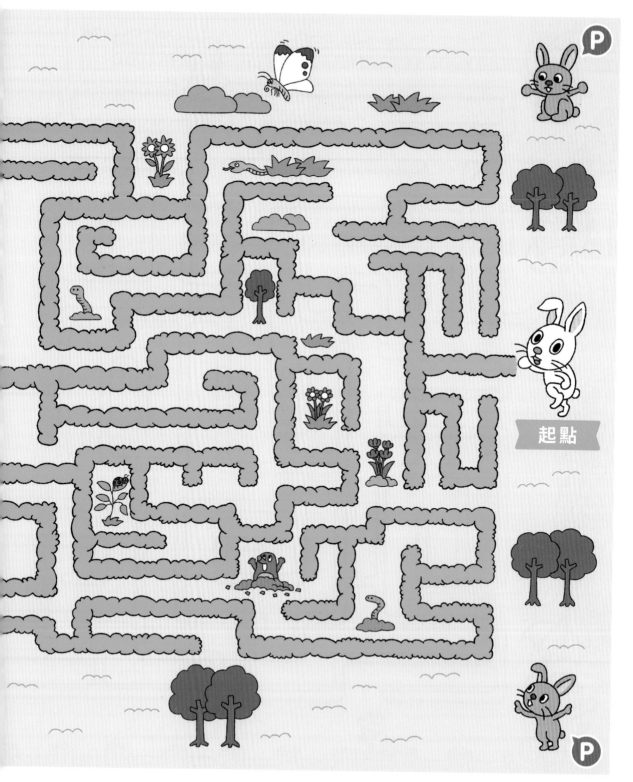

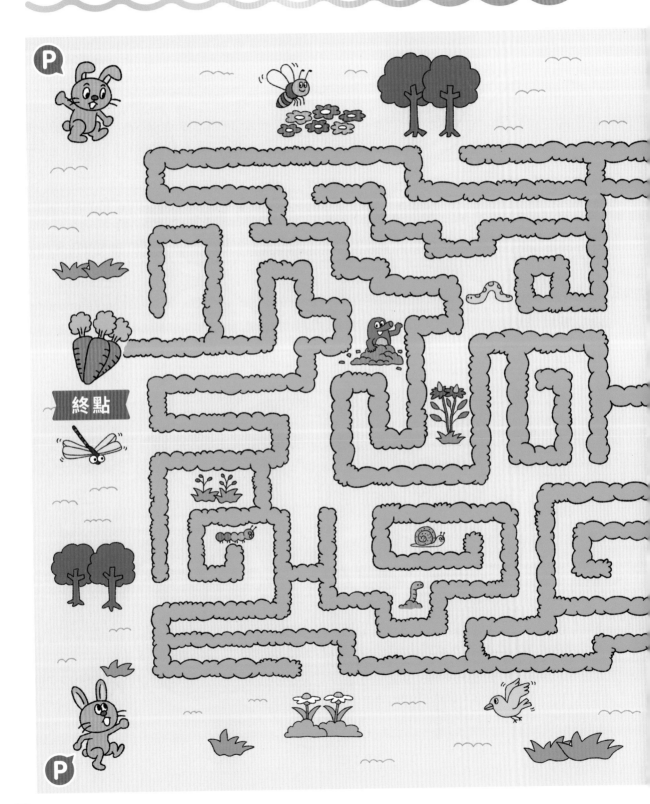

抓住那個偷竊寶物的小偷！

蒐集可以成為線索的「小偷的手套」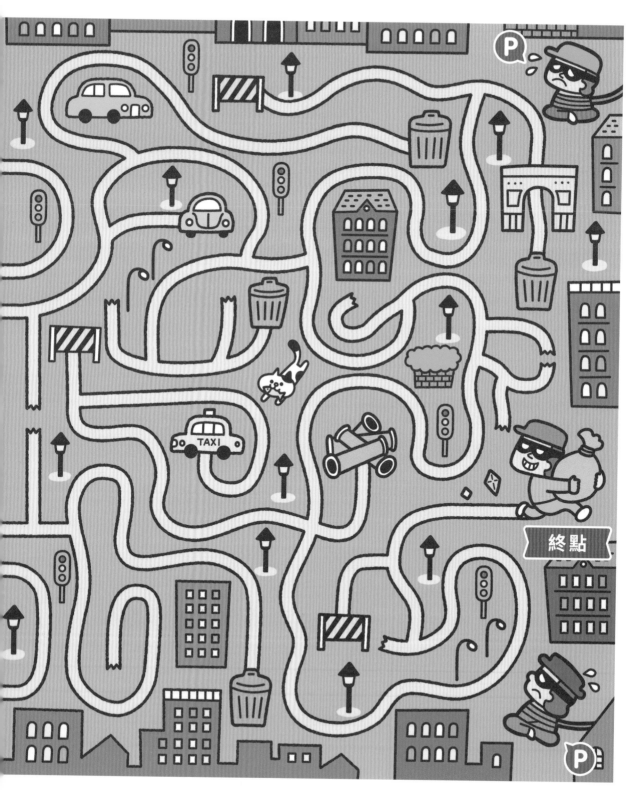，循線找到躲在終點的小偷。

別忘了不要用手指，只能用眼睛走出迷宮，而且追小偷的時候要讓坐在四個角落

的小偷同伙（標示有 P 的記號）進入視線範圍喔！

給家人的提醒 讓視力變好的玩法規則請參照第 10、11 頁。

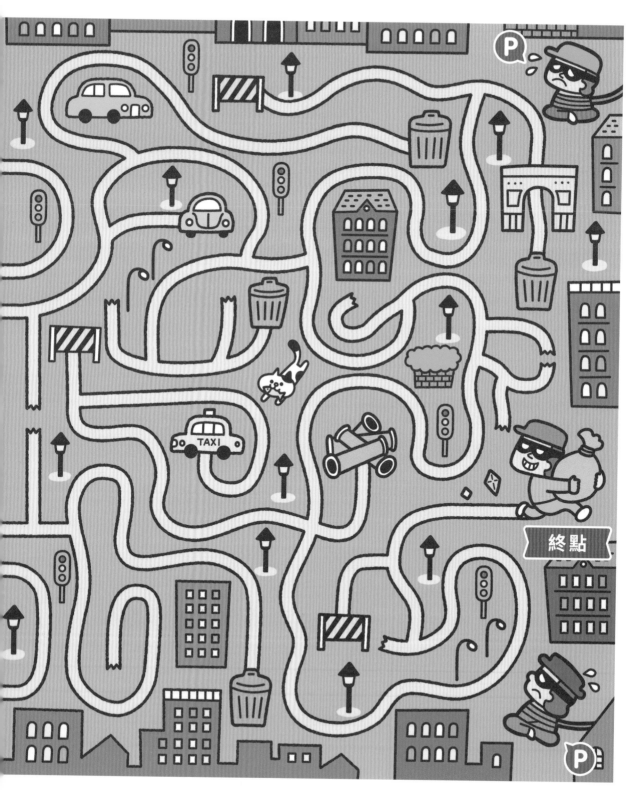

抓小偷！

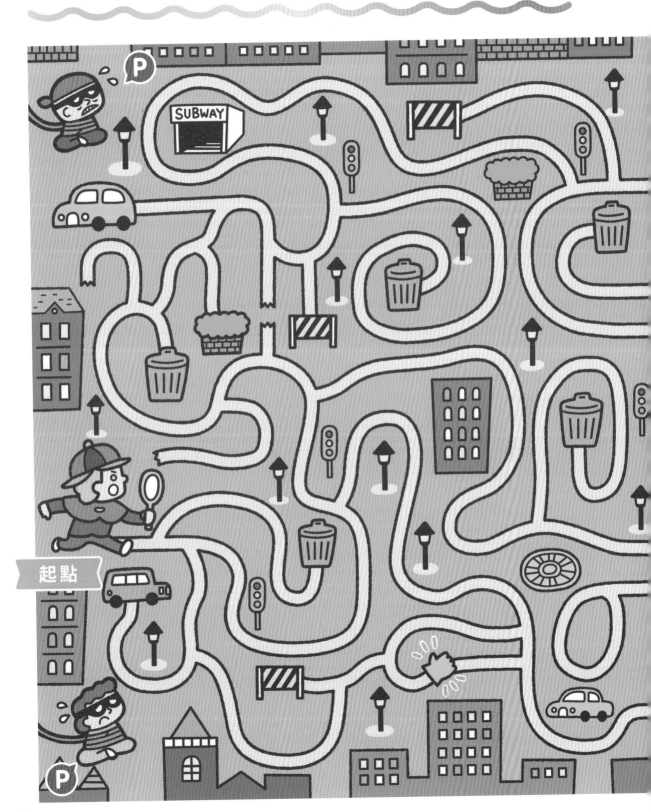

起點

糟糕了！雷神大人好像弄丟了非常重要的大鼓 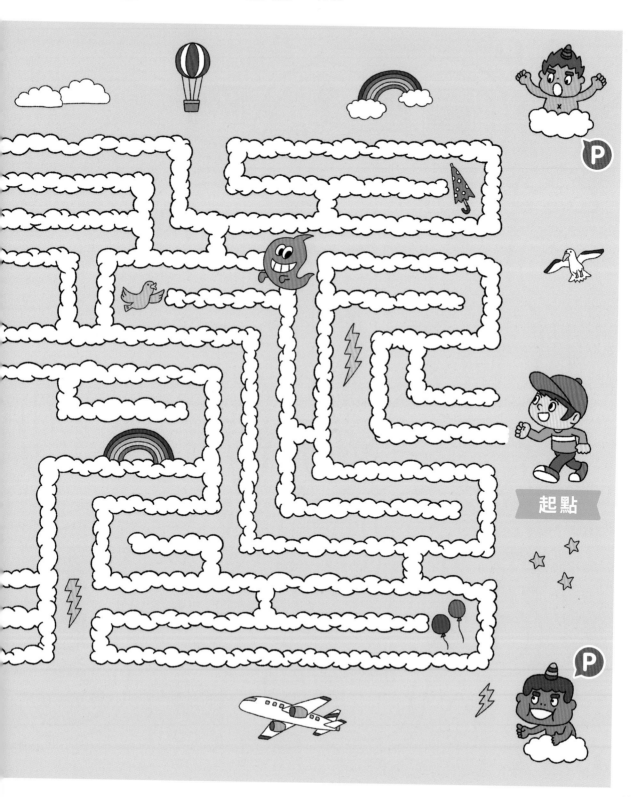。

請在路上撿起大鼓，送到終點去給他吧。不要用手指，只能靠眼睛走迷宮喔。標示有 🅟 記號的雷神們也都在為你加油打氣喔！能不能在四個雷神都在視線範圍內的情況下平安地把大鼓送到呢？有妖怪 的地方不能過，一定要小心！

給家人的提醒 讓視力變好的玩法規則請參照第 10、11 頁。

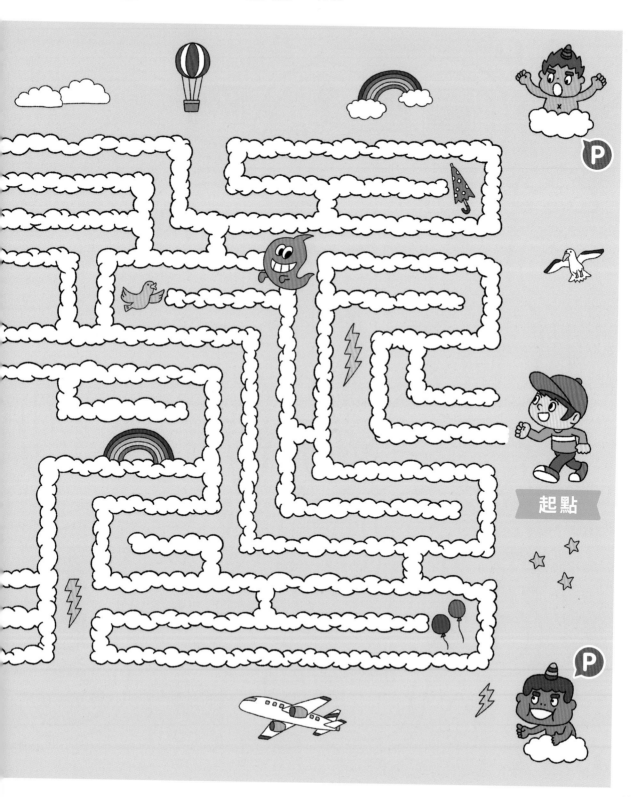

起點

送東西去給雷神

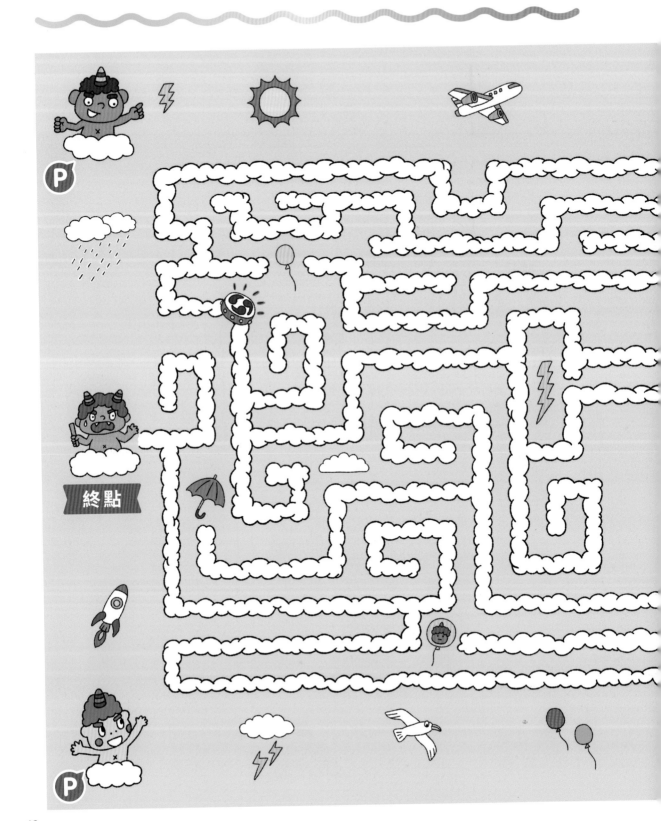

終點

依照 ❶ 魔法羅盤 🧭 → ❷ 藥草 🌿 → ❸ 夜明珠項鍊 📿 的順序拾起掉在路上的寶貝，
前往惡龍等待的城堡！
只能用視線往前走喔。能在守護著自己的四個人（標示有 🅟 的記號）進入視線範圍內
的同時走到城堡嗎……？

給家人的提醒 讓視力變好的玩法規則請參照第 10、11 頁。

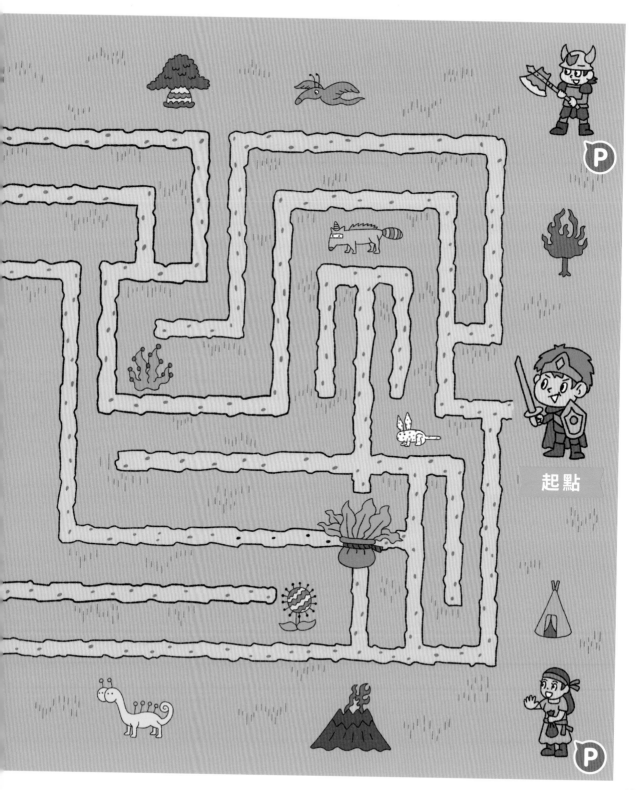

不能輸啊！勇士

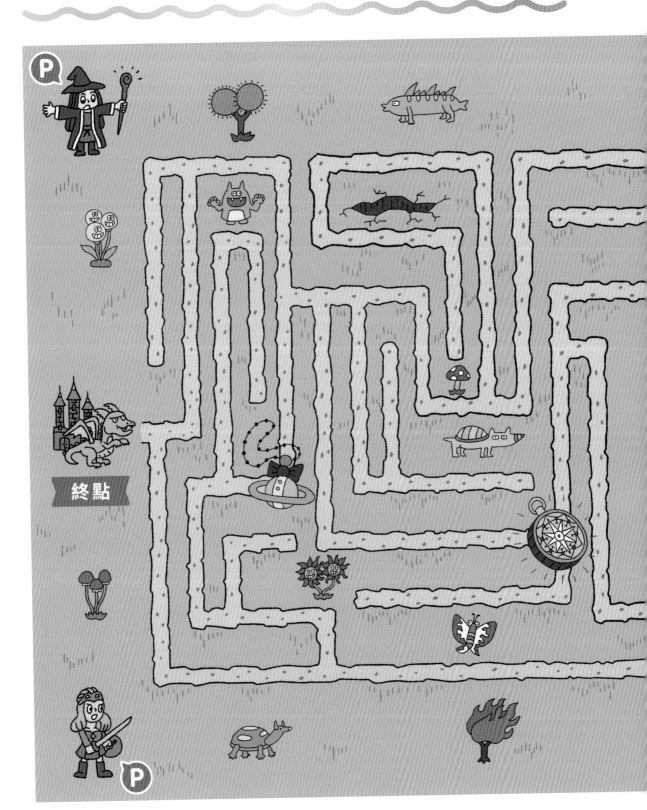

終點

皇冠爭奪戰開始了！

只用視線順著路線往前走，找到皇冠。不過，只有一位公主能得到皇冠。

那位公主是誰呢？請在圍著路線四周的四位僕人（標示有 P 的記號）也進

入視線範圍內的前提下找出能走到皇冠處的公主！

給家人的提醒 讓視力變好的玩法規則請參照第 10、11 頁。

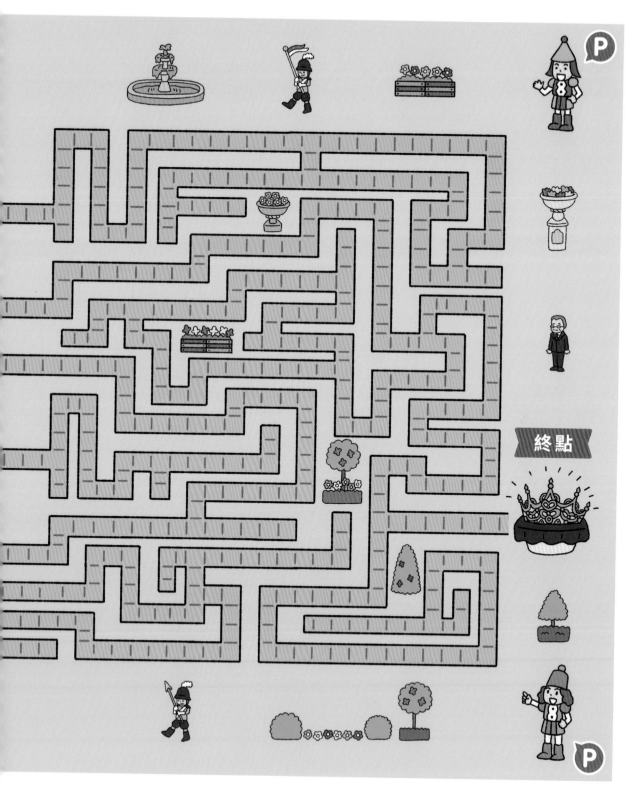

終點

尋找皇冠

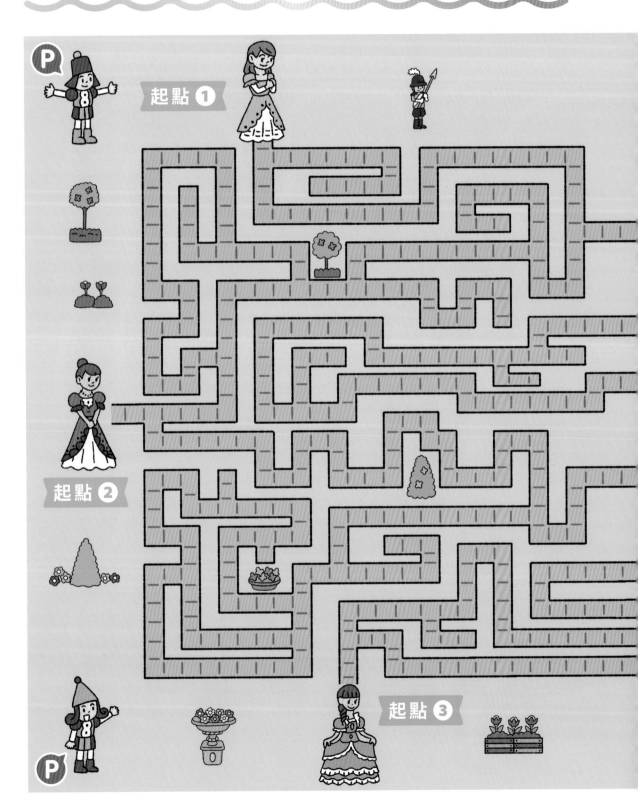

起點 ❶

起點 ❷

起點 ❸

宇宙的路線全都串連起來！請用眼睛循著那條路走到終點的行星 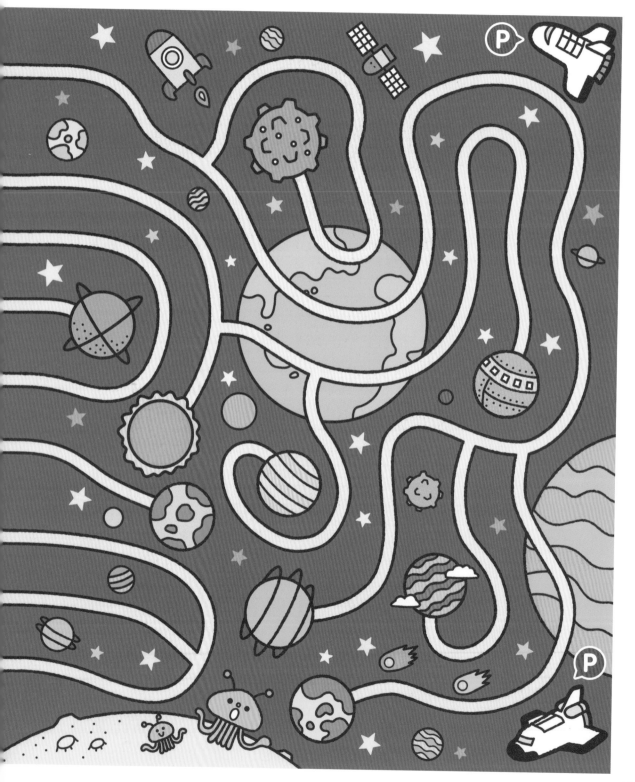。
先從找出終點的行星在哪裡開始。
太空梭伙伴（標示有 Ⓟ 的記號）也都圍繞著宇宙路線守護著你喔。
可以在四艘太空梭都在視線範圍內的前提下走到終點嗎？

給家人的提醒　讓視力變好的玩法規則請參照第 10、11 頁。

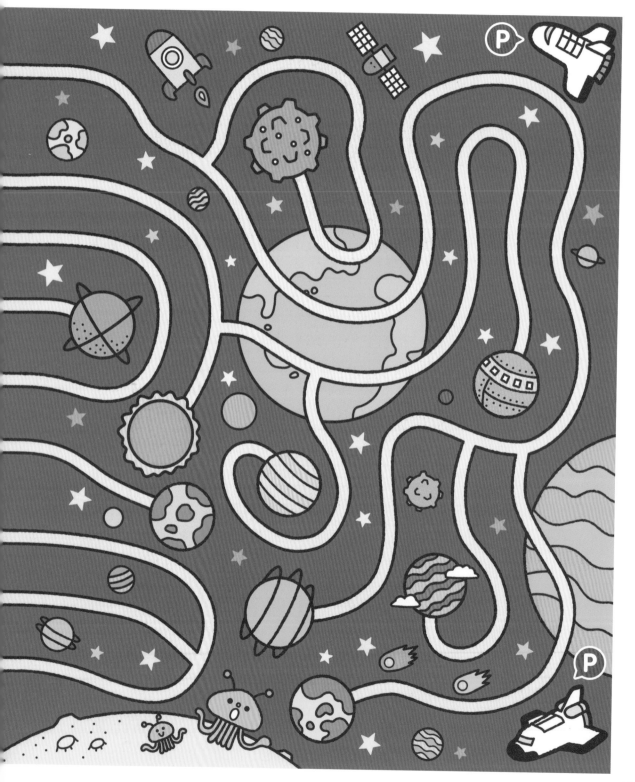

宇宙漫遊

起點

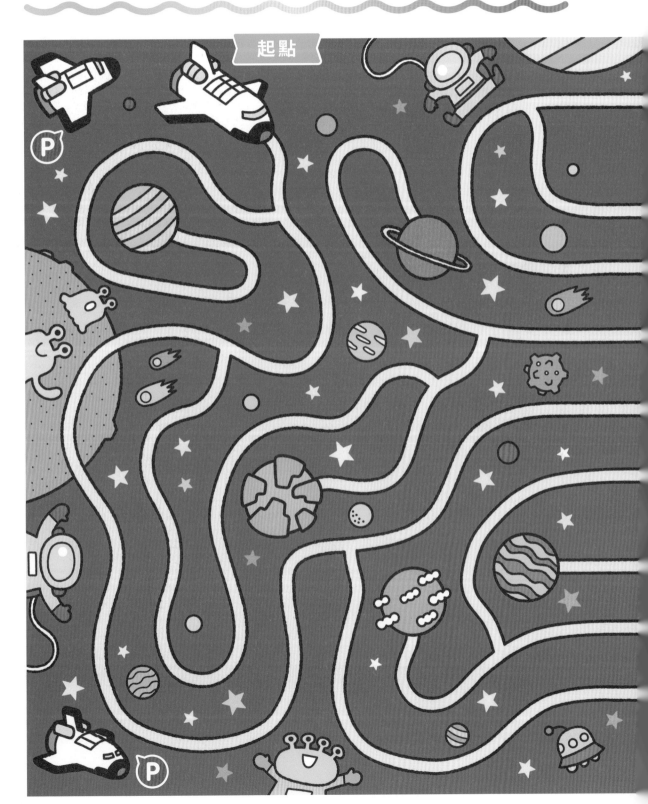

四位忍者正在修行。

只有兩位忍者能完成修行，分別走到放在終點的珍藏祕笈①、②！誰是能得到祕笈的忍者？請在守護大家修行的老師們（標示有 的記號）也落在視線範圍內的情況下抵達終點！只能用眼睛走迷宮，不能用手指喔。

給家人的提醒 讓視力變好的玩法規則請參照第 10、11 頁。

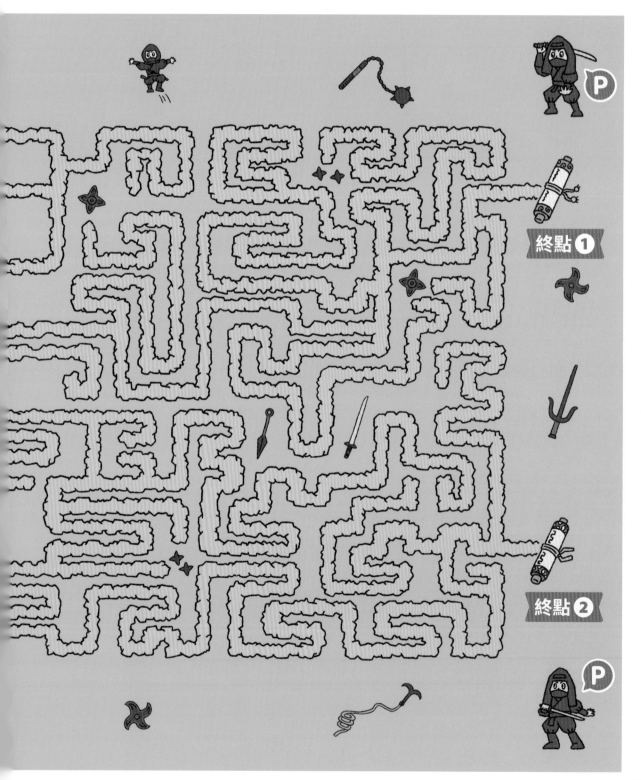

終點 ❶

終點 ❷

忍者修行中！

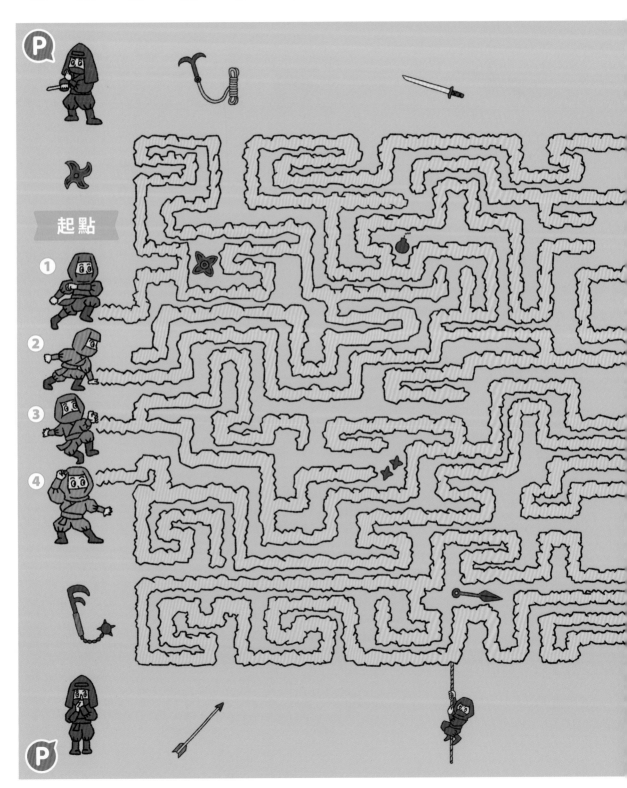

51

完蛋了！恐龍寶寶迷路了！請帶他去找媽媽吧。

要在標示有 🅟 記號的恐龍同伴們也進入視線範圍內的情況下，

光用眼睛走迷宮，邁向終點喔。

給家人的提醒 讓視力變好的玩法規則請參照第 10、11 頁。

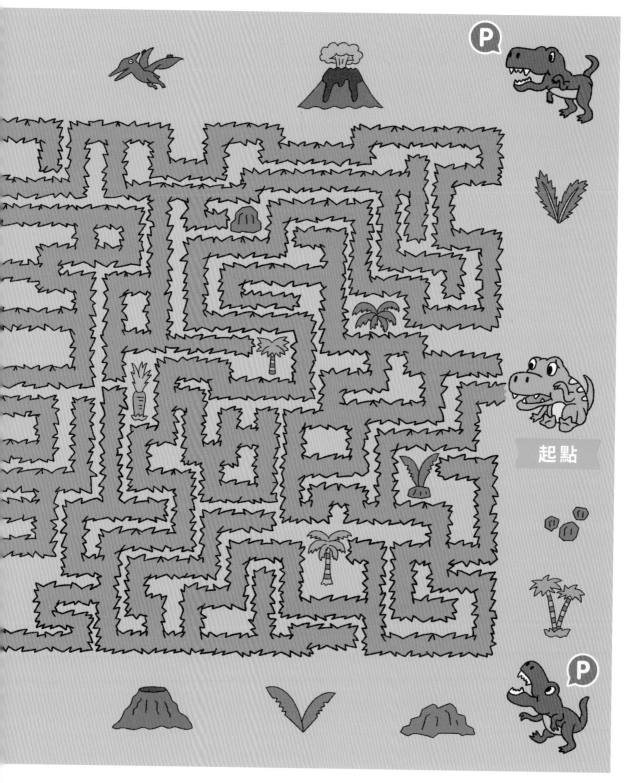

媽媽在哪兒？

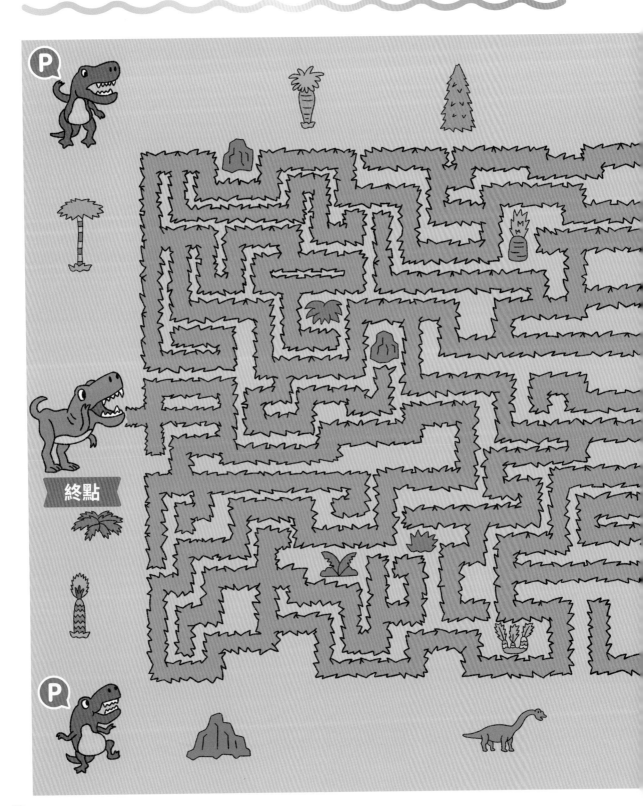

終點

與朋友走散了！前往等在終點處的朋友所在地吧。

趕向終點的路上，也要讓圍繞在迷宮四周為自己加油打氣的人物（標示有 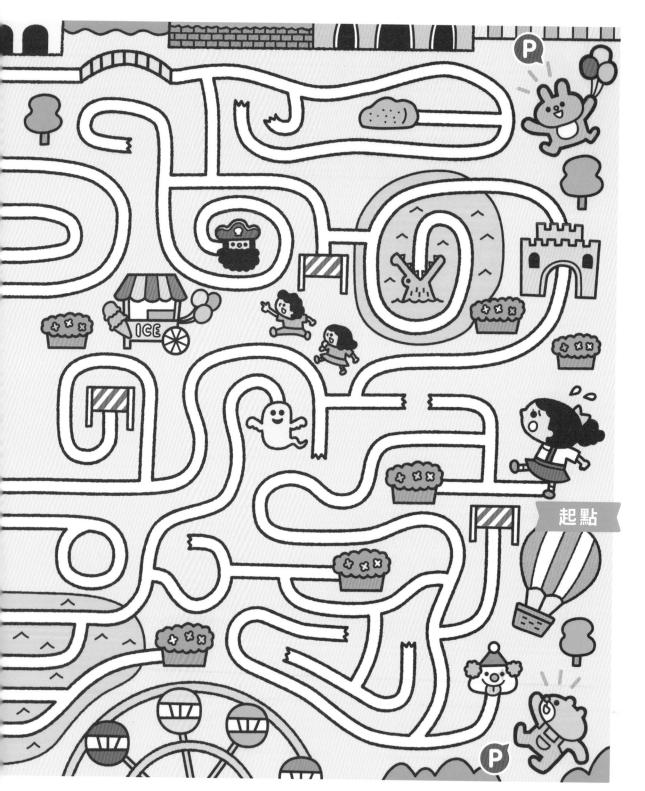 的記號）

進入視線範圍內喔！不要用手指，只能用眼睛走迷宮。

給家人的提醒 讓視力變好的玩法規則請參照第 10、11 頁。

前往朋友的所在地！

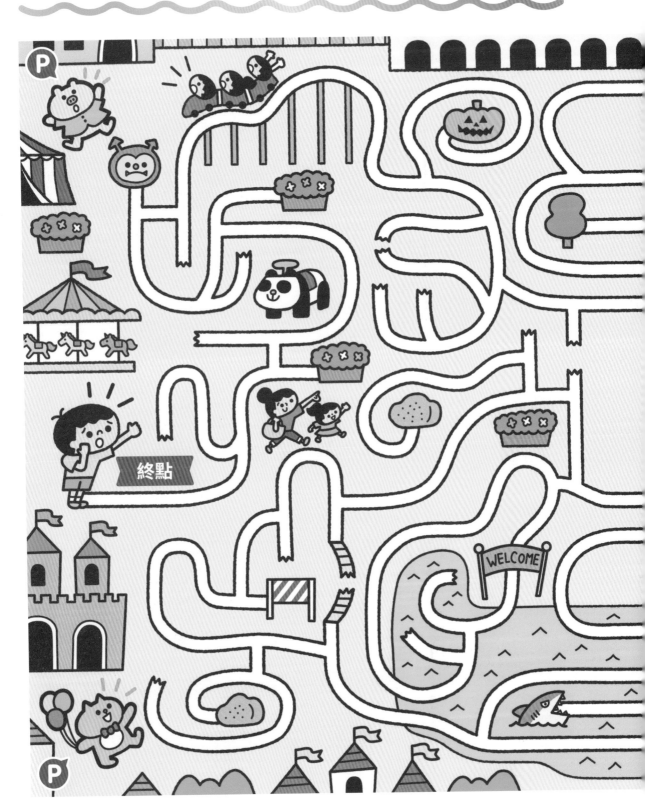

原本應該在田裡睡覺的紅蘿蔔逃走了！趕快追上去吧！

為了不讓其他紅蘿蔔也逃之夭夭，走迷宮的時候要讓圍在田四周的紅蘿蔔們

（標示有 P 的記號）也落在視線範圍內喔！請特別小心，有地鼠的地方禁

止通行。走迷宮的時候切記不能用手指，只以視線移動。

給家人的提醒　讓視力變好的玩法規則請參照第 10、11 頁。

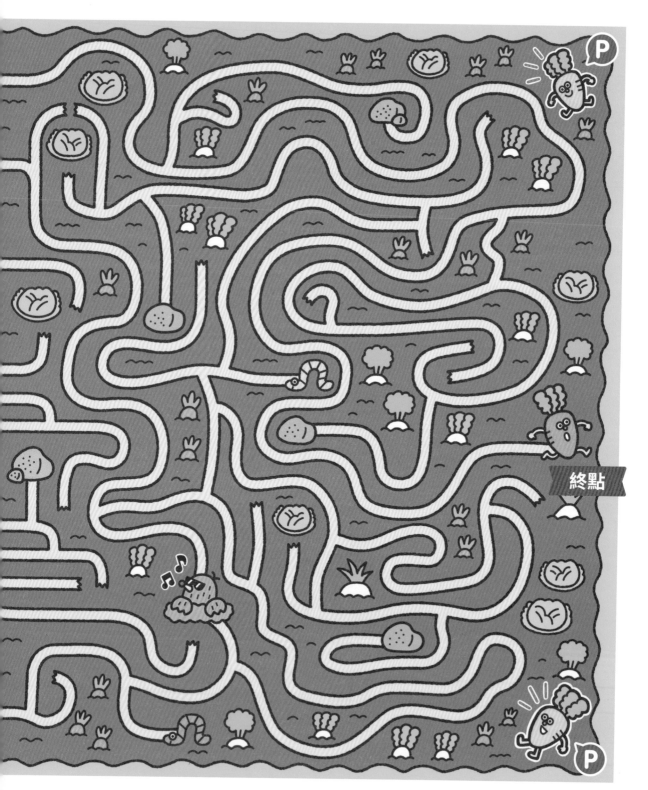

終點

紅蘿蔔別跑！

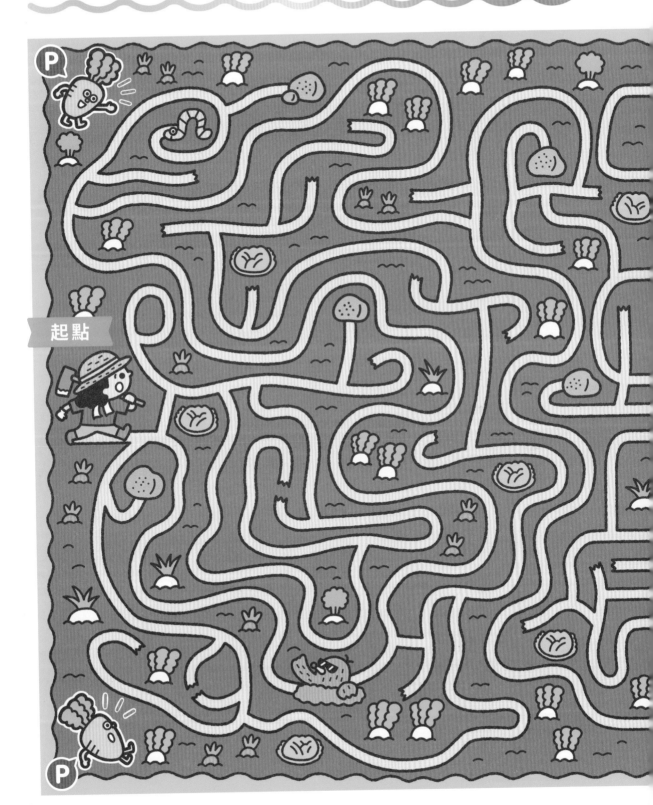

撿起掉在途中的逗貓棒 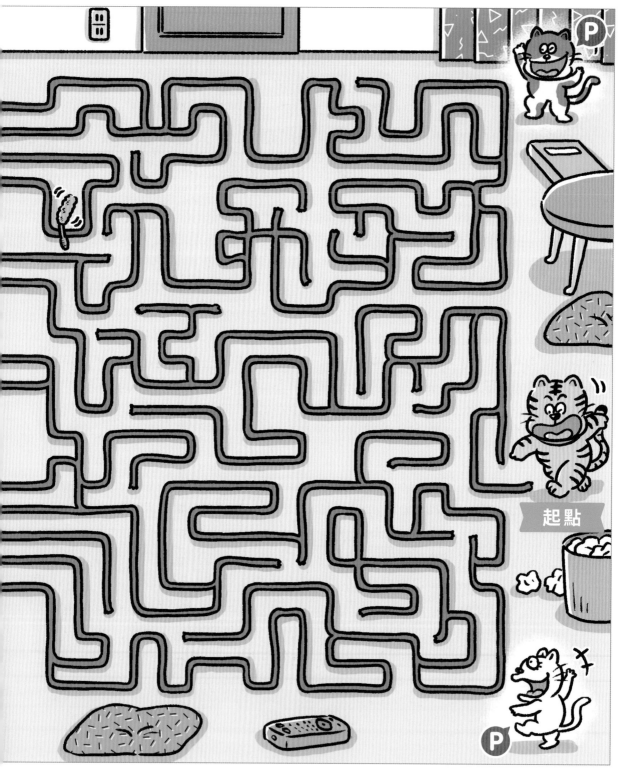，循著毛線往終點的毛線球前進吧！
可以在標示有 Ⓟ 記號的貓咪們也落在視線範圍內的前提下抵達毛線球嗎？
不要用手指，只能用眼睛順著毛線前進喔。

給家人的提醒 讓視力變好的玩法規則請參照第 10、11 頁。

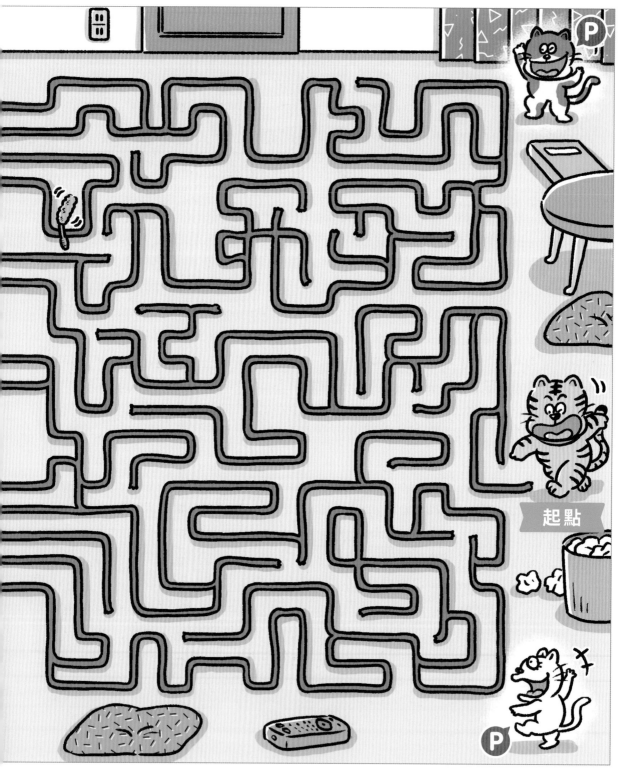

毛線迷宮

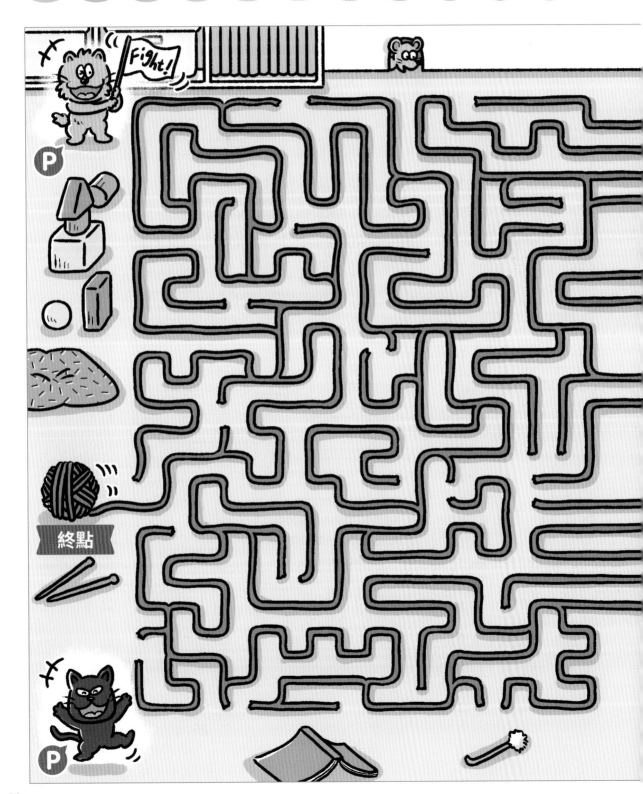

終點

怎麼了？機器人，你看起來不太舒服的樣子……。

撿起螺絲，帶它去修理工廠吧！前進的時候只能用眼睛走喔。

可以在四個角的技工們（標示有 **P** 的記號）也進入視線範圍內的情況下抵達工廠嗎？

打 × 的地方不能過喔。

給家人的提醒 讓視力變好的玩法規則請參照第 10、11 頁。

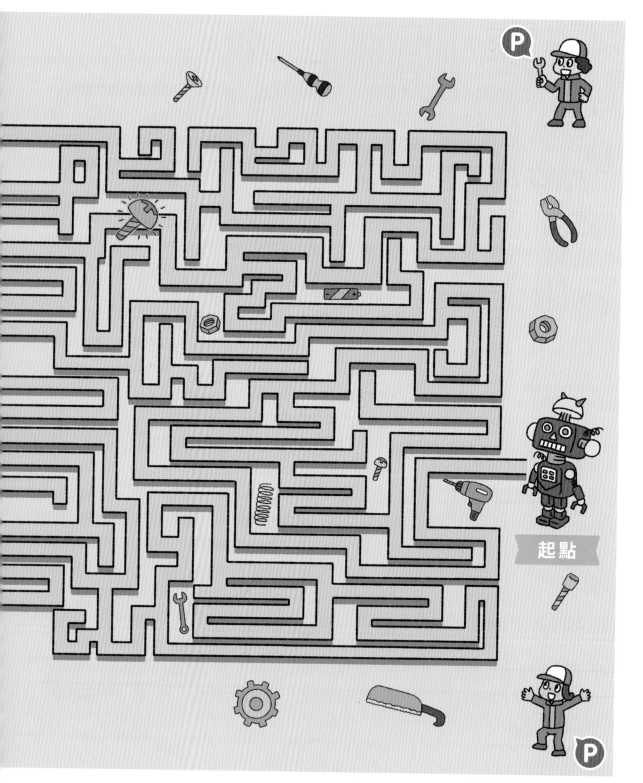

起點

去修理工廠！

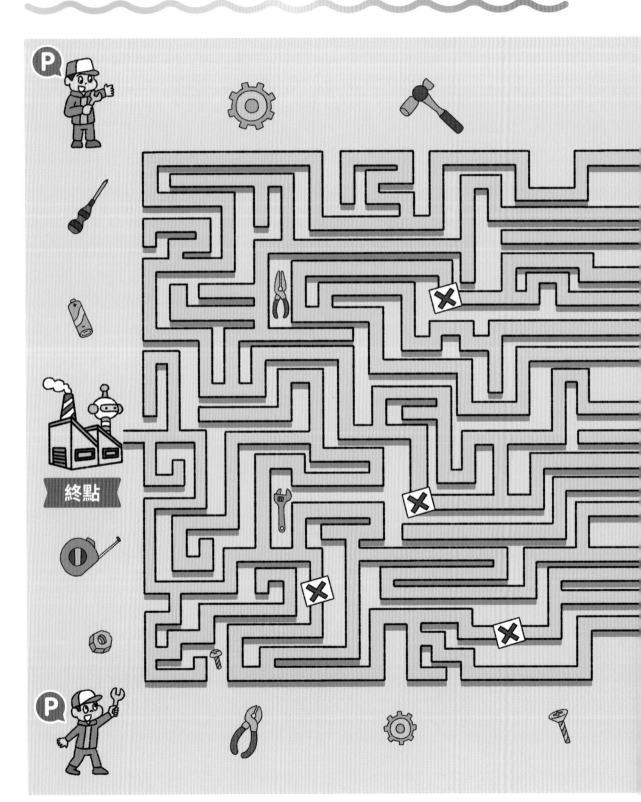

終點

兔子先生等等我！撿起兔子先生掉在迷宮裡的手帕 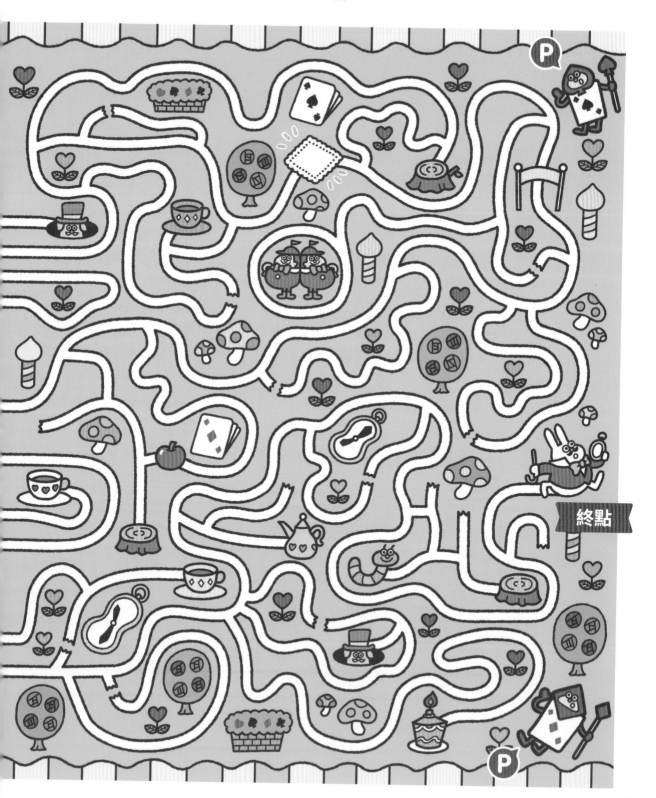，送去給他吧。

要在位於四個角的撲克牌士兵們（標示有 **P** 的記號）也落在視線範圍內的情況下，

只用眼睛走迷宮，前往終點。

壞心眼的女王 擋住去路、有蘋果 的地方都不能過喔。

給家人的提醒 讓視力變好的玩法規則請參照第 10、11 頁。

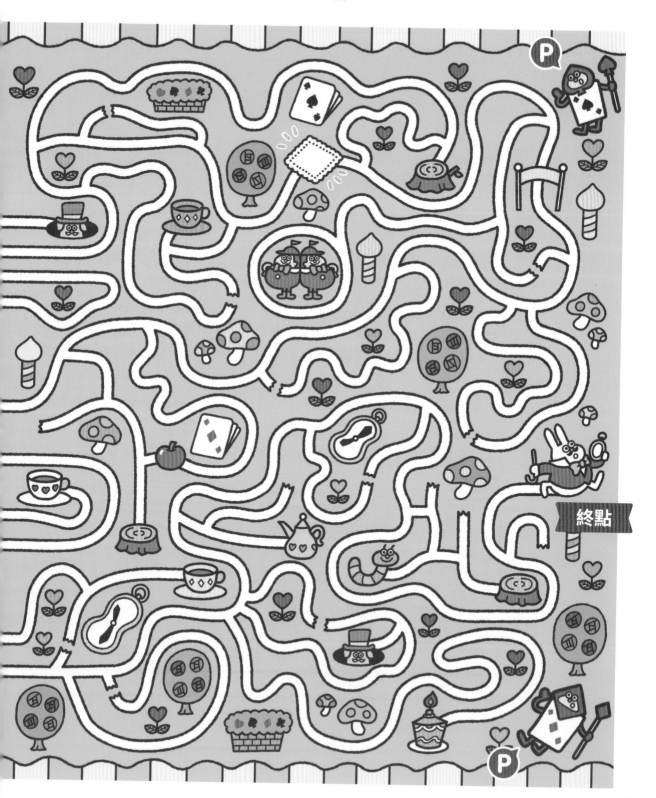

追兔子！

困難　**45**秒

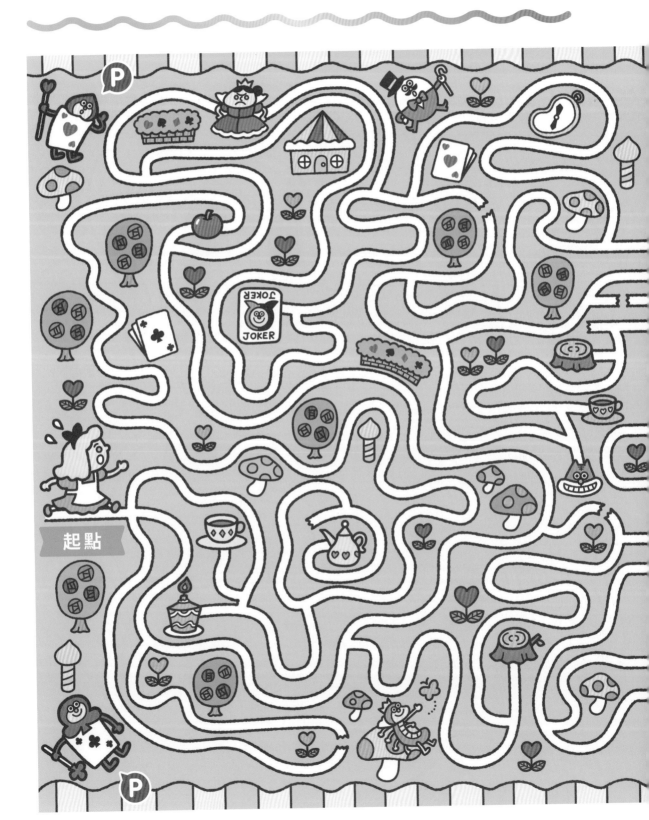

起點

要把掉在路上的蠟燭 全部撿起來，往生日蛋糕的方向前進！
糖果王國的「精靈」們（標示有 P 的記號）都圍在迷宮四周，為你加油打氣喔。
可以讓她們進入視線範圍內，只用眼睛順著路線走到有蛋糕的地方嗎……？

給家人的提醒　讓視力變好的玩法規則請參照第 10、11 頁。

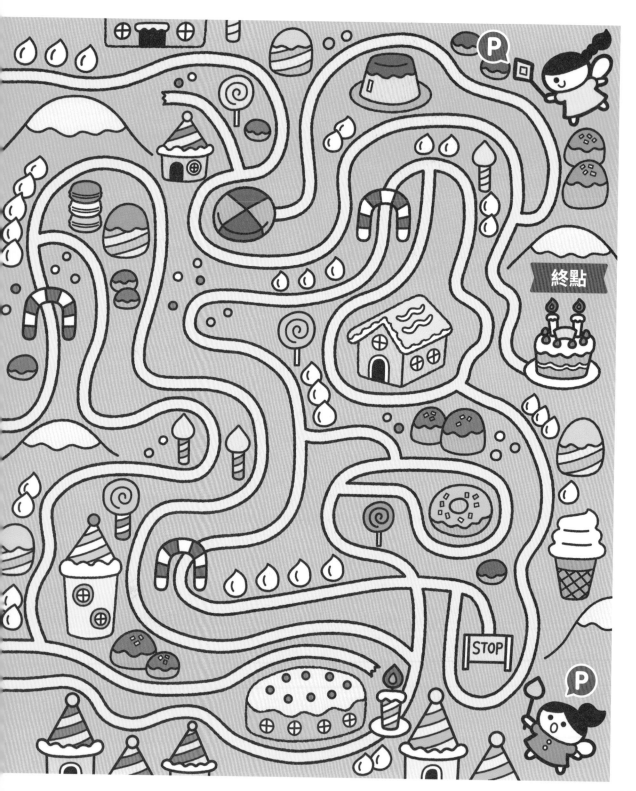

通往生日蛋糕之路

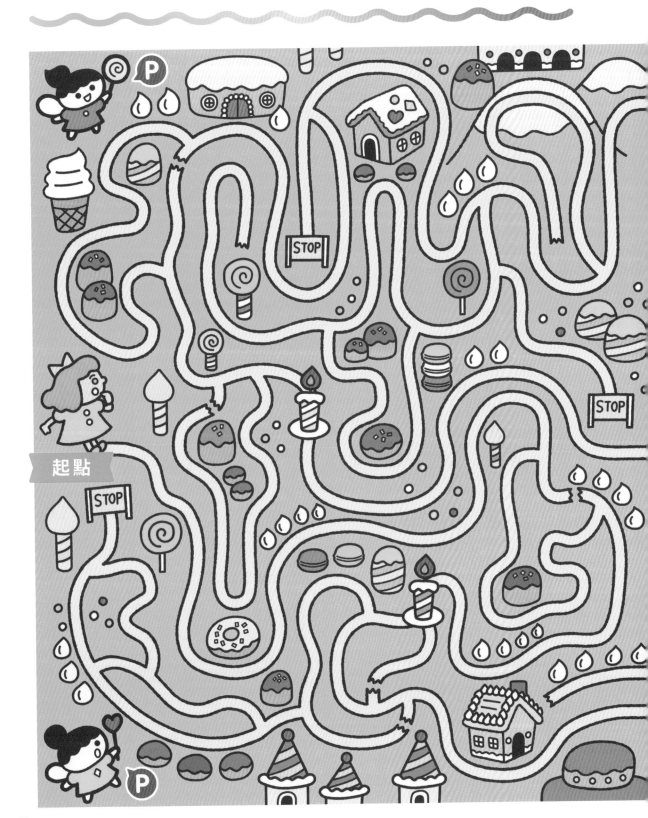

起點

哪位幸運的人魚公主握在手裡的繩索會連著寶物呢？
請讓標示有 Ｐ 記號的四隻海豚落在視線範圍內，找出通往寶物的繩索！
順著繩索前進的時候，不要用手指，只能用眼睛喔。

給家人的提醒 讓視力變好的玩法規則請參照第 10、11 頁。

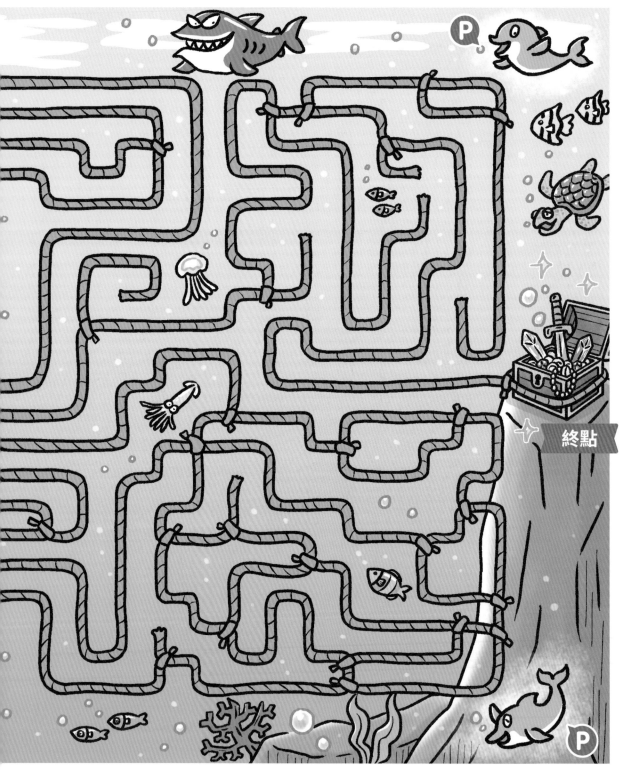

連著寶物的繩索是那條？

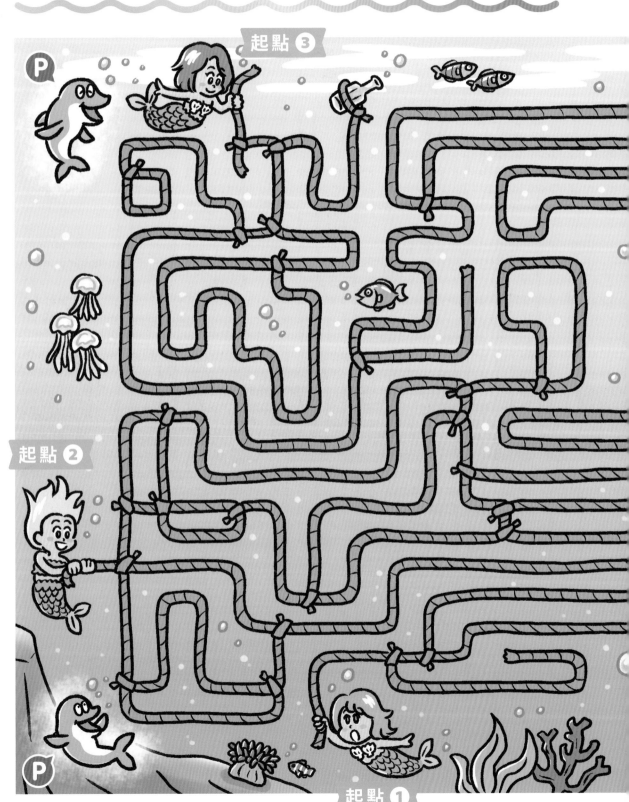

起點 **3**

起點 **2**

起點 **1**

為了尋找傳說中的獨角仙，三人來到了山上！

只有一個人能找到獨角仙。請問誰能走到獨角仙的地方呢？

目光不能離開有如圍在迷宮四周，正為自己加油打氣的狸貓（標示有 **P** 的記號）

前往終點！

給家人的提醒 讓視力變好的玩法規則請參照第 10、11 頁。

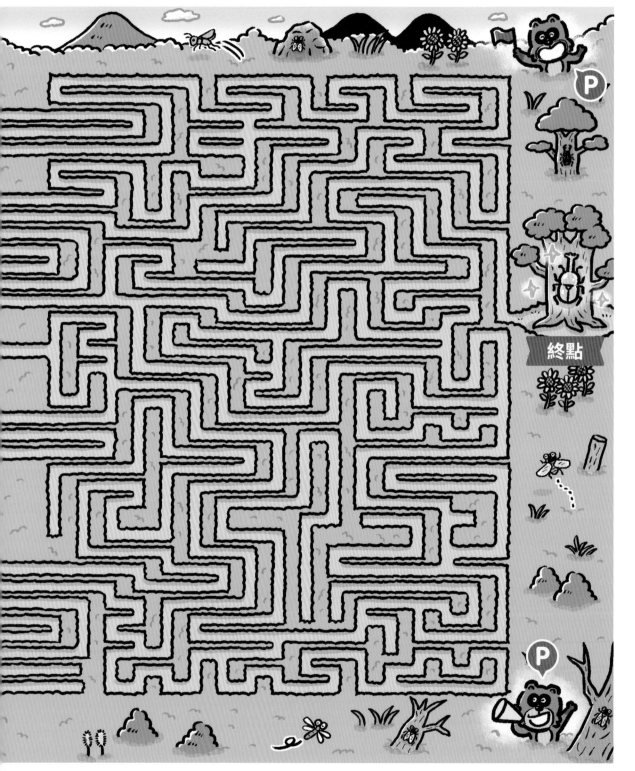

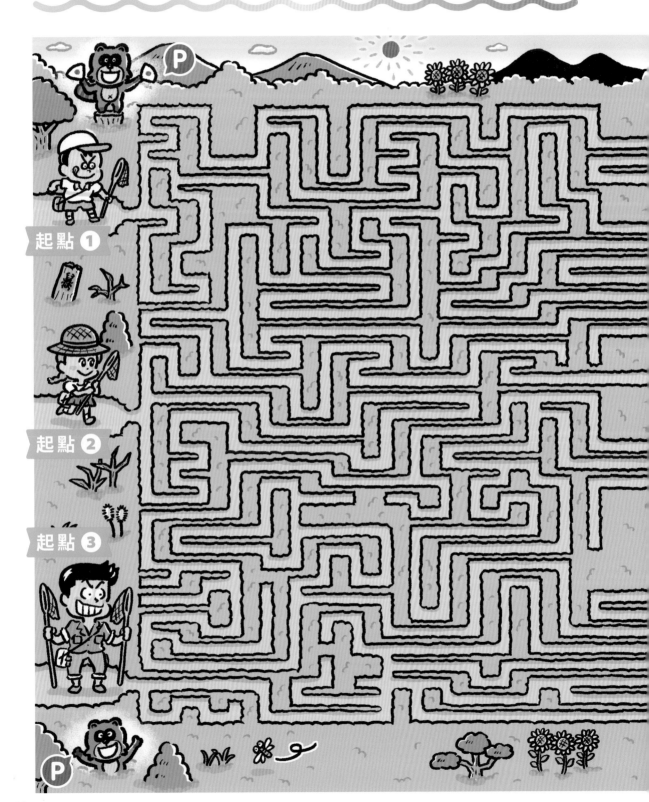

咦……？和朋友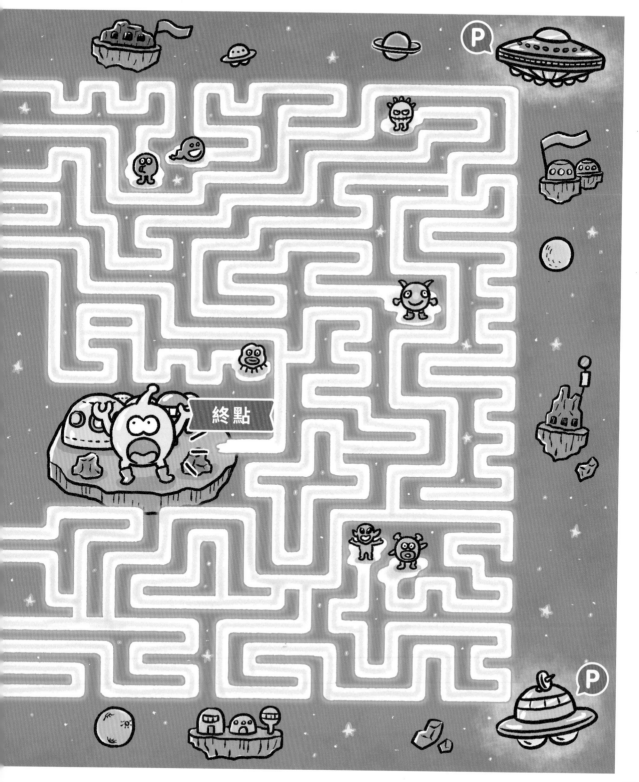走散了……！要怎麼走到朋友身邊呢？
請在圍著迷宮四周守護自己的太空船（標示有 **P** 的記號）、
留在視線範圍內的情況下趕往朋友的所在地！
不要用手指，只能用眼睛走喔。

給家人的提醒 讓視力變好的玩法規則請參照第 10、11 頁。

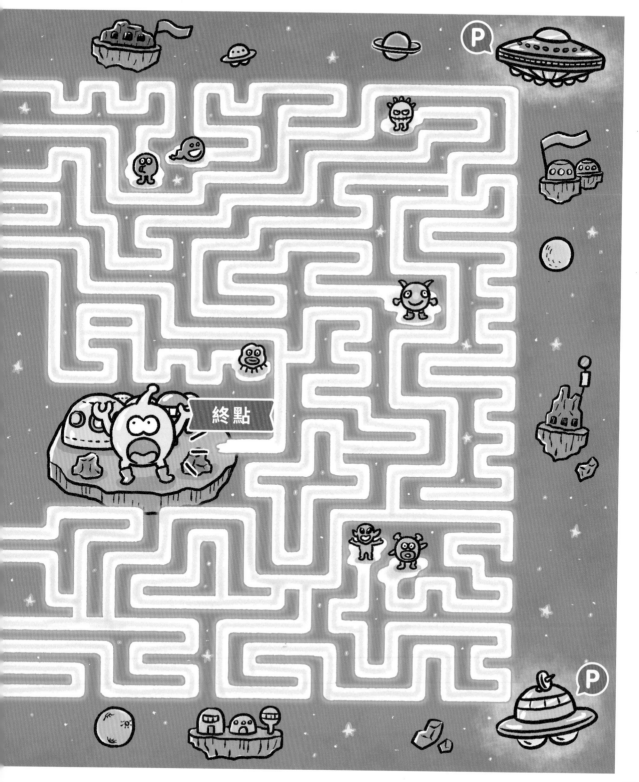

終點

在太空裡迷了路

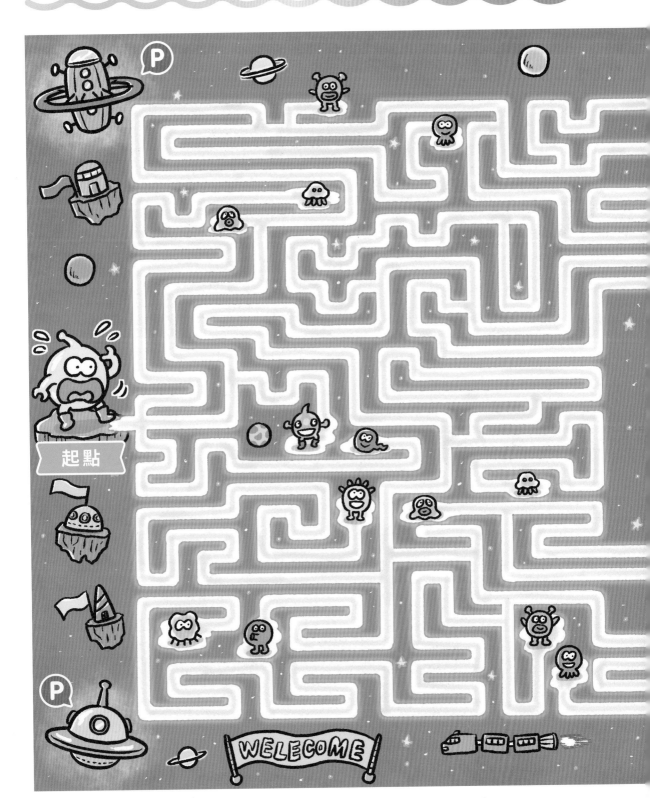

起點

WELECOME

熊先生好想回家  啊。但如何才能回到終點處的家呢？

趕路的時候也要讓圍在迷宮四周，為熊先生加油打氣的森林小伙伴們

（標示有 Ⓟ 的記號）進入視線範圍內。

只能用眼睛走迷宮喔！

給家人的提醒 讓視力變好的玩法規則請參照第 10、11 頁。

熊先生的家

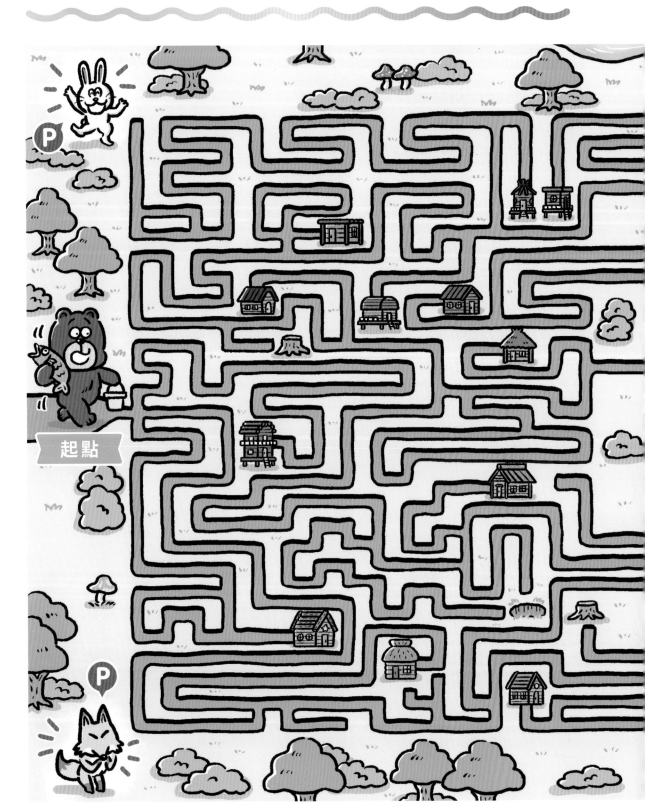

起點

第 14 頁

難易度

螞蟻小弟的冒險

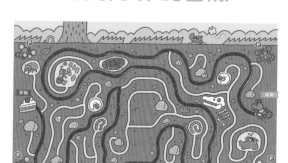

迷宮 的 答案

※ 答案頂多只是其中一個例子。
　　虛線的路徑也是正確解答喔！

第 18 頁

難易度

前進吧！妖怪沼澤

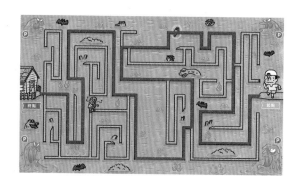

第 16 頁

難易度

搭警車走迷宮！

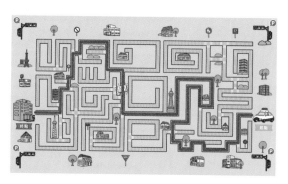

第 22 頁

難易度

蒸汽火車迷宮

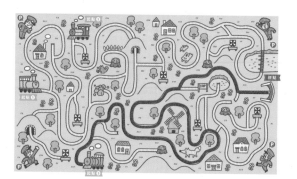

第 20 頁

難易度

走得到魔法城堡嗎？

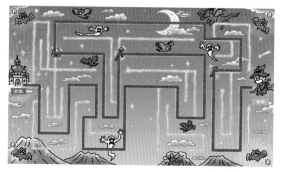

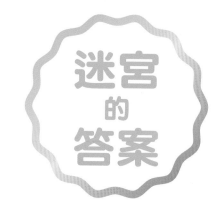

第26頁

難易度

在彩虹上奔跑！

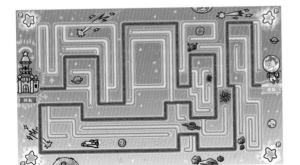

第24頁

難易度

企鵝的午飯

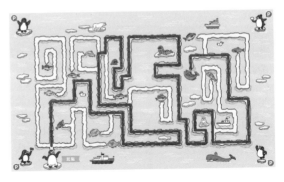

第30頁

難易度

豌豆樹的寶物

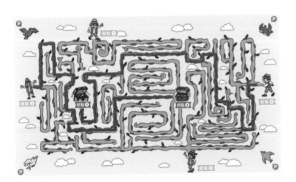

第28頁

難易度

在賽道上飛馳！

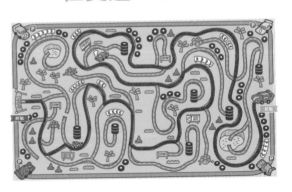

第32頁

難易度

小紅帽去探望祖母

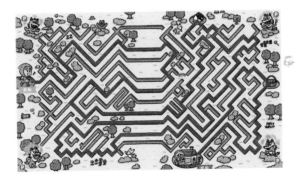

第36頁 難易度

下雨天去接爸爸

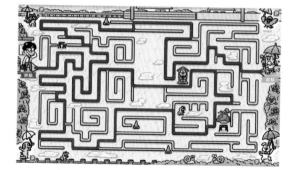

第34頁 難易度

冰的世界

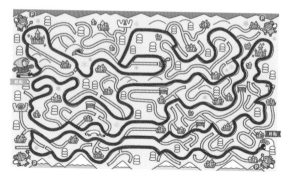

第40頁 難易度

抓小偷！

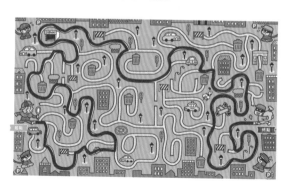

第38頁 難易度

往紅蘿蔔邁進！

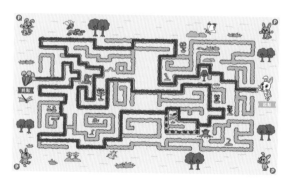

第42頁 難易度

送東西去給雷神

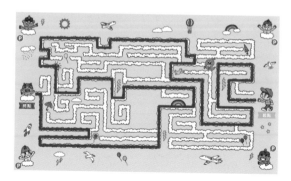

第46頁

尋找皇冠

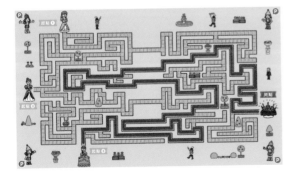

第44頁

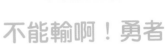

不能輸啊！勇者

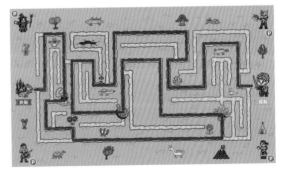

第50頁

忍者修行中！

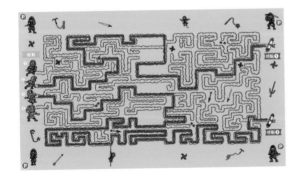

第48頁

宇宙漫遊

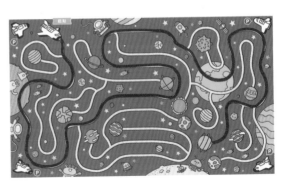

第52頁

媽媽在哪兒？

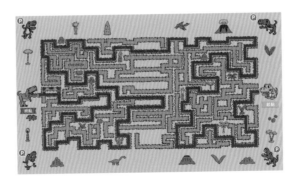

第56頁

難易度

紅蘿蔔別跑！

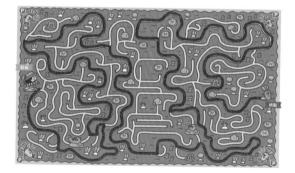

第54頁

難易度

前往朋友的所在地！

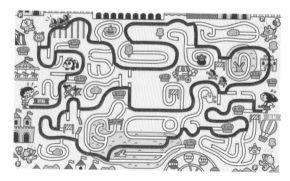

第60頁

難易度

去修理工廠！

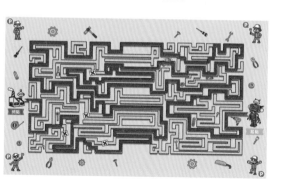

第58頁

難易度

毛線迷宮

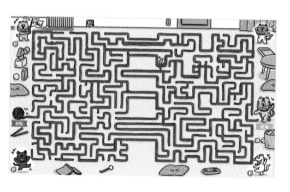

第62頁

難易度

追兔子！

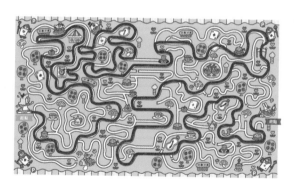

第 **66** 頁

連著寶物的繩索是那條？

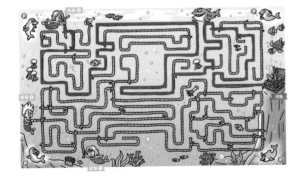

第 **64** 頁

難易度

通往生日蛋糕之路

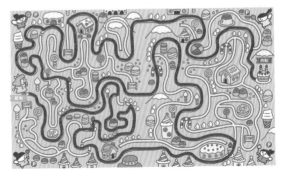

第 **70** 頁

難易度

在太空裡迷了路

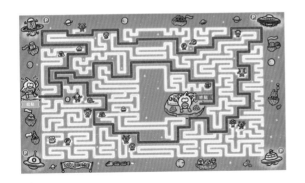

第 **68** 頁

難易度

傳說中的獨角仙

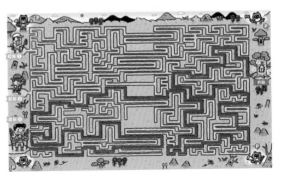

第 **72** 頁

難易度

熊先生的家

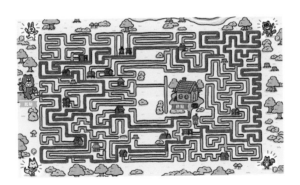

health
H
09

1日1次 神奇視力回復迷宮

讓孩子視力越來越好

作　　者｜若櫻木虔
譯　　者｜賴惠鈴
選書編輯｜蕭歆儀
責任編輯｜黃文慧
封面設計｜葉若蒂
內頁設計｜葉若蒂
出　　版｜境好出版事業有限公司
總 編 輯｜黃文慧
主　　編｜蕭歆儀
會計行政｜簡佩鈺
地　　址｜10491 台北市中山區松江路 131-6 號 3 樓
網　　址｜https://www.facebook.com/JinghaoBOOK
電　　話｜(02)2516-6892
傳　　真｜(02)2516-6891
電子信箱｜JingHaoPublishing@gmail.com
發　　行｜采實文化事業股份有限公司
地　　址｜10457 台北市中山區南京東路二段 95 號 9 樓
電　　話｜(02)2511-9798
傳　　真｜(02)2571-3298
法律顧問｜第一國際法律事務所 余淑杏律師
I S B N｜978-626-7087-22-0
定　　價｜250 元
初版一刷｜2022 年 3 月
Printed in Taiwan

1 NICHI 1 KAI! KODOMO NO ME GA DONDON YOKUNARU SUGOI「MEIRO」
Copyright(C)2021 Ken Wakasaki All rights reserved.
Originally published in Japan by SEISHUN PUBLISHING CO., LTD., Tokyo.
Chinese(in complex character) translation rights arranged with
SEISHUN PUBLISHING CO., LTD., Japan.
Through KEIO CULTURAL ENTERPRISE CO., LTD.

特別聲明　有關本書中的言論內容，不代表本公司立場及意見，由作者自行承擔文責。

國家圖書館出版品預行編目 (CIP) 資料

1 日 1 次神奇視力回復迷宮：讓孩子視力越來越好 / 若櫻木虔著 . --
初版 . -- 臺北市：境好出版事業有限公司出版：采實文化事業股份有限
公司發行 , 2022.03　面；公分
譯自：1 日 1 回！子どもの目がどんどんよくなるすごい「めいろ」
ISBN 978-626-7087-22-0(精裝)

1.CST: 眼科 2.CST: 視力保健

416.7　　　　　　　　　　　　　　　　111002208